エビデンスに基づく
臨床査定メソッド

質の高い心理支援の基礎と実践

著

山口慶子　大江悠樹　宮前光宏　伊藤正哉　堀越　勝

診断と治療社

執筆者一覧

執筆者(五十音順)

伊藤正哉　国立精神・神経医療研究センター認知行動療法センター
　　　　　　執筆分担：この本でお伝えしたいこと、第 1 章

大江悠樹　杏林大学医学部精神神経科学教室
　　　　　　執筆分担：第 2 章 A②③、附録 C、ビネット①②③

堀越　勝　国立精神・神経医療研究センター認知行動療法センター
　　　　　　執筆分担：この本でお伝えしたいこと

宮前光宏　量子科学技術研究開発機構量子医科学研究所脳機能イメージング研究部
　　　　　　執筆分担：第 2 章 B、コラム④

山口慶子　東京女子大学現代教養学部
　　　　　　執筆分担：第 2 章 A①、附録 ABD、ビネット④⑤、コラム①②③⑤

この本でお伝えしたいこと

> **朝、マサルくんはなかなか起きてこない**
>
> 親：マサル、朝だよ。起きなきゃ幼稚園に遅れちゃうよ。
>
> マサル：うーん。
>
> 親：あれ？　どうしたの？　調子が悪いの？（額に手を当てる）
>
> 　　いつもより熱いようだね。心配だから体温計で熱を測ってみようか。
>
> 　　結局、マサルくんは親と一緒に病院に行くことになりました。

　日常の一場面である。マサルくんは具合が悪いようだ。あなたがマサルくんの親だったらどうするだろう？　一連の出来事がどのように起こったのかについて想像してみたい。まず、親はいつもと違う息子の様子に気づく。「あれ？」と思い、直接息子に調子を尋ねる。息子の反応を不安に思った親は、病気を疑う。経験から、熱があるかどうかを知ることが先決だと、息子の額に手を当てる。「熱いな」。どれだけ深刻なのか。ここで体温計を用意して熱を測る。「38℃」。数字は高熱を示している。「この場合はどうすることがベストなのか……？」。やはり、専門家に診てもらわなければ……。このような顛末だったのではないかと想像する。まず問題に気づき、本人に直接質問して確認。経験知を働かせ、い

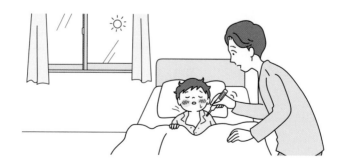

つもの方法で状態を探る。さらなる心配から、より客観的な情報を得、それに照らして対処法を決定するという段階を順に踏んでいる。何の次は何という自然な流れがある。いきなり病院というのもやや乱暴すぎる。もちろん「大したことはない」と高を括って放置することもできるが、息子が大病である可能性もゼロとは言えない。状態を正確に見極め、適切に処置したい。相手が自分にとって大切な人であればなおのこと、より厳密に問題を把握し、裏付けのある確かな方法で対処したいと思うのではないだろうか。このように、日常の一場面のなかにも、問題をどのような手順で知り、適切な介入に結びつけるかのヒントが隠されている。

　おそらくこの本を手にとった読者は、様々な場面で出会う相談者の問題について可能なかぎり正確に理解し、適切に対処したいという気持ちを共有していると思う。通常、そうした状況では、これまでの経験や習慣に基づいた主観的な判断、経験則が役立つ。ある意味での「臨床判断（clinical judgement）」である。経験則は手っ取り早く結論を出すには便利だが、自分の信じるところを裏付ける情報を重視してしまうという弱点をもっている（確証バイアス）。主観的な判断だけに頼らずに、科学的で客観的な情報を得ることの重要さはそこにある。マサルくんの額に手を当てるだけでなく、体温計で検温することで「熱い」を数字情報に変換することができる。そして、数字の意味するところがわかれば、その情報は次のステップへの架け橋になる。医師に「熱は？」と聞かれたときに、「すごく熱い」よりも「38℃」と数字で示したほうが、医師は次の臨床的判断をより適切なものに、治療プランをより有効なものにできる。この体温計に相当するのが本書で扱う「尺度」である。こころの状態を知りたいときには通常「心理テスト」が使われる。体が不調なときには体温計、肉付きが気になったら体重計、寒い熱いは寒暖計、測りたいものによって物差しは異なる。同様に心理テストも、測りたい問題に合わせて使い分けることになる。

　体温計が何を測り、表示される数字の示す意味を正確に理解していれば、問題理解に役立つ。しかし、体温計で計測して、いつもと違うとわかったところで、どこが、どのように問題なのかを見極めなければ的確

な対処法はみえてこない。ますます個人の勘や経験則だけではなく、厳密な方法で集められた実証的な情報と照らして裏付けをとることが望まれる。つまり、誰でも入手できる体温計ではなく、特別な訓練を受けた専門家にしか手にすることのできない「物差し」が求められる。それらは専門的で精度が高い分、使う者を選ぶ。言い換えれば、専門家は訓練を受けて、そうした特殊な測定器を使い問題を見極めるための知識と方法をもっている者と言える。結果的に専門家は様々な実証的な情報を集めて精査することで、最適な治療法に到達することができる。つまり、専門家は、なぜ臨床査定をするのか。何をどう査定するのか、そして、それに伴う基本的なプロセスやマナーを知っていなければならない。

　本書は、こころの問題を的確に査定する方法の手引き書である。「第1章 エビデンスに基づく臨床査定の基本」と「第2章 エビデンスに基づく臨床査定の実践」の2つの部分からなり、第1章ではビネットを挟みながら査定のいろはを、第2章では具体的な事例をあげて査定のプロセスを具体的に示した。臨床現場で出会う代表的な精神疾患に用いられる標準的な尺度を紹介するとともに、筆者らが実施した介入研究を実例として用いて、査定の様子やスタッフ同士のやりとりを対話形式でみせ、行間から細かいニュアンスなどを汲み取ってもらえるよう工夫した。さらに、前述のように実際に筆者らが実施したランダム化比較試験を例示することで、実証的な介入研究によるエビデンス構築の方法や手順についても学習してもらえるものと期待している。

2023年9月吉日

執筆者を代表して

堀越　勝　伊藤正哉

CONTENTS

CONTENTS

本書の主な登場人物の紹介

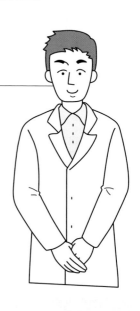

オオエさん（主人公）

非常勤かけもちの心理士。クリニックに週3
日、研究機関の附属病院に週2日勤務する。
大学院修士課程を修了し、2年目。
ヤマグチさんの後輩。
研究機関での仕事は大学院の同期の友人から話
を聞き関心をもった。介入研究における査定メ
ソッドに戸惑いながらも貪欲に学んでいる。

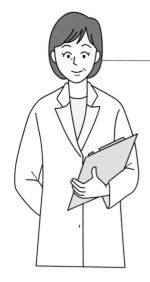

ヤマグチさん

精神科医療の現場に週5日勤務する心理士。う
つや不安の査定が専門。
大学院修士課程を修了し25年目。
オオエさんの先輩。
非常勤かけもちが多い業界において、心理士が
査定の方法を身につけ実践していけるよう、育
成に力を入れている。

第1章

エビデンスに基づく臨床査定の基本

ビネット① なぜ「物差し」が必要か？

> ある日、スタッフルームでヤマグチさん（先輩）とオオエさん（後輩）が話し合っています。

ヤマグチ：そういえば、君が任されていた、うつの患者さんはどんな調子なの？

オオエ：おかげさまで、だいぶよくなってきたと思います。

ヤマグチ：どういうところで、よくなったと思ったの？

オオエ：表情が明るくなってきましたし、睡眠もとれるようになって、食欲も出てきたみたいです。

ヤマグチ：なるほど。確かに、ずいぶんよくなってきたみたいだね。尺度は何か使ってみた？

オオエ：いえ、特に使ってはいませんが……。

ヤマグチ：あらら、そうなんだ。もちろん臨床感覚も大事だけど、尺度も役に立つから使ってみたらどうかな？

オオエ：そうですね……、わかりました。

ヤマグチ：あまり乗り気じゃなさそうだね。何か気になることがあるの？

オオエ：「尺度」と言われても、何を使ったらいいのかっていうのもありますし……、先輩だからぶっちゃけますけど、正直何の役に立つのかわからないんですよね。

ヤマグチ：ずいぶんぶっちゃけたね(笑)。もしよかったら、そのへん少し話そうか？　今時間大丈夫？

オオエ：もちろん大丈夫です。お願いします。

ヤマグチ：「何を使うか？」というのはとりあえず置いておいて……、「なぜ尺度を使うといいのか？」というところだけど、たとえば「熱っぽくて風邪を引いたかもしれない」なんて思ったとき、自分の体調をどうやって判断してる？

オオエ：そうですね……。熱っぽいということなので、とりあえず熱を測り

ますね。

ヤマグチ：そうだよね。そのときには体温計を使うでしょ？

オオエ：使いますね。

ヤマグチ：それで、たとえば 37.5℃ あたりを超えてくると……。

オオエ：「ちょっとまずいな」って思いますね。

ヤマグチ：そうそう。つまり、体温計という物差しを使って、ある基準の数値を超えたら「よくない状態だな」と判断しているんだよね。精神状態を判断するための体温計のようなものが尺度だと考えてみたらどうかな？

オオエ：わかってきた気がします。

ヤマグチ：それはよかった。それで、ほかの人に状態を伝えるときにも、体温計で測った体温を伝えれば、相手はどんな状態なのか大体イメージがつくよね。

オオエ：そうですね。

ヤマグチ：つまり、たとえばうつの患者さんの状態や重症度なんかをより客観的に評価するためだったり、ほかの先生とその患者さんの情報を共有したりするときに、尺度を参考にすることができるよね。さっき話したように、もちろん臨床感覚も大事だけどね。ただ主観だけだと人によって感覚のずれもあるじゃない？　「熱っぽいですけど、これくらいなら大丈夫です」っていう人がいたり、平熱が低い人にとっては体温上昇がよりしんどく感じたりとかね。あるいは、たとえば長さを測ろうとするときに、目測だけだと大きくずれてしまう可能性があるよね。

オオエ：そうか。なるべく同じ基準で物事を判断したいときには、同じ物差しを使う必要があるということですね。わかりました、やってみたいと思います。

(後日、スタッフルームにて)

オオエ：ネットで調べてみたら、「うつ病チェックリスト」というのがありました。

ヤマグチ：え、ちょっと待って。その尺度って大丈夫なの？

オオエ：著作権とかってことですか？　自由に使っていいって書いてありま

したけど……。

ヤマグチ：そういうことじゃなくてさ。その尺度はちゃんと科学的に検証されたものかってことなんだけど。

オオエ：どういうことですか？

ヤマグチ：この間話した物差しの話で言うと……、たとえば生の木でできていて、日によって目盛りの幅が変わってしまう物差しってどう思う？

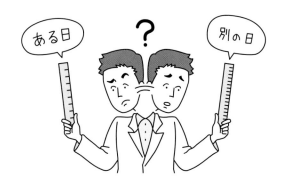

オオエ：使いものにならないですね。

ヤマグチ：だよね。常に同じ幅の目盛りになっていないと困っちゃうよね。この「常に同じ幅で測れる」ということが専門用語でいう「信頼性」なんだよ。

オオエ：そうなんですね。

ヤマグチ：うん。この信頼性がきちんと保証された尺度を使うということが、まずは大事だよ。

オオエ：わかりました。

ヤマグチ：それからもう1つのポイントは、その道具が「ちゃんと測りたいものを測れているか？」ということ。

オオエ：どういうことですか？

ヤマグチ：たとえば、物の長さが「何センチか？」を測りたかったのに、実はその道具が物の重さを測るものだったとしたら？

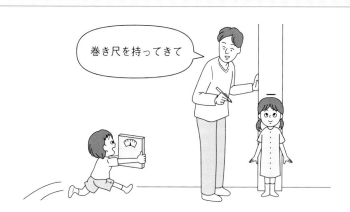

巻き尺を持ってきて

オオエ：本来測りたかったものとは違う、見当違いのものを測ることになっ
　　てしまいますね。

ヤマグチ：そうだよね。同じように、うつの重症度を測りたいんだとしたら、
　　血圧計じゃなくて、うつの重症度を測れる物差しが必要だよね。その物差
　　しがきちんとうつの重症度を測っているという保証がほしいよね。これを
　　専門用語で「妥当性」と言うんだ。

オオエ：へぇー。

ヤマグチ：ということで、科学的にしっかりした尺度を選びたいというとき
　　には、この「妥当性」と、さっき話した「信頼性」が保証された尺度であ
　　るかどうかを確認することが大事なんだ。

オオエ：わかりました。ちなみに、その信頼性と妥当性っていうのは、どう
　　やってチェックしたらいいんですか？

ヤマグチ：ああ、そっか。販売されているものであれば、基本的に信頼性と
　　妥当性は検証されているはずなんだけど、マニュアルや手引きに記載があ
　　るはずだから見てみたらどうかな？　販売されていないものだとしたら、
　　その尺度が掲載されている論文をチェックする必要があるかな。「尺度を
　　作成しました」とか「開発しました」という論文があるはずだから探して
　　みるといいよ。

オオエ：わかりました。……ところで、ここまできたらついでに教えてほし
　　いんですけど……。

ヤマグチ：何かな？

オオエ：たとえば、今回のケースではどんな尺度を使ったらいいですか？

ヤマグチ：そうだなぁ。実は、尺度を使う目的だったり、予算の都合だったりで結構変わってくるんだけど……。まぁ、うつの患者さんの重症度をざっと測定するということだから……（リストを見せながら）、このあたりの尺度がいいんじゃないかな？（第 2 章「B 様々な尺度とその活用」参照）

オオエ：なるほど、ありがとうございます！　さっそく探してやってみますね！

ヤマグチ：ちょっと待って。もし面接式の尺度を選ぶようだったら、練習が必要だから声をかけてね。

オオエ：え、尺度を使うのに練習が必要なんですか？

ヤマグチ：うん。道具がしっかりしていても、間違った使い方をしたら正確な数値が測れないよね。

オオエ：あぁ、確かに。

ヤマグチ：中には講習を受けないと使ってはいけないような尺度もあるから気を付けてね。

オオエ：わかりました。

　　　　さらに後日、スタッフルームにて

オオエ：先輩に言われたので、あれから使えそうな尺度をほかにも色々探してみたんですよ。見てください。たとえばこれ。「〇〇」という尺度です。

ヤマグチ：へぇ、知らなかったな。

オオエ：信頼性も妥当性もばっちりと書いてありました！　何とたった 2 つの質問で、30 秒で実施できるみたいです！　これなら患者さんの負担も少ないし、われわれとしても使いやすいし、いいですよね！

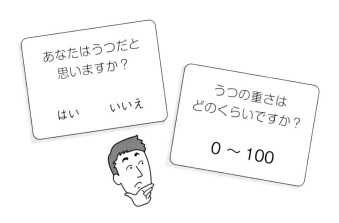

ヤマグチ：まぁ確かに。日々の臨床で使う分にはいいかもしれないね。よく探してきたね。……ところで、これは世界的にはどのくらいよく使われている尺度なのかな？

オオエ：えっと……。最近作られたものらしくて、多分まだほとんど使われてないと思います。

ヤマグチ：だとすると、ちょっと困ることが出てくるかもしれないな。

オオエ：え、何ですか？

ヤマグチ：この尺度を使うと、君のケースの中での変化はわかるけど、ほかのケースとの比較はむずかしくなっちゃうよね。

オオエ：え？

ヤマグチ：同じ尺度を使っていないと、ほかの尺度を使っている人とは直接的には比べられなくなる……、前に話した物差しの話を覚えてる？

オオエ：はい。

ヤマグチ：皆長さを測っているんだけれど、一人はメートル単位、一人はヤード単位、また一人は尺貫法の物差しを使っていたら、どうかな？

オオエ：単位がバラバラなので……、そのままでは比べられないですね。

ヤマグチ：そうなんだよね。まだほとんど使われていない尺度の場合、その尺度の点数がほかの尺度の何点くらいに相当するのかがわからないってこともあるかもしれない。そうすると、広く使われている尺度で重症度を測定した人たちと比べて、その尺度を使った人の重症度がどのくらいなのか

7

わからなくなってしまうという。

オオエ：独自の尺度を使ってしまうと、それを使っていないほかの先生と共
　　　有しづらくなりますね。

ヤマグチ：うん。だから多くの場合、広く使われている、いわゆる「ゴール
　　　ドスタンダード」と呼ばれる尺度が使われるんだ。どうしてもその尺度を
　　　使うのであれば、広く使われている尺度も一緒に使っておくといいかもね。

オオエ：わかりました。ありがとうございました。

　ヤマグチさんとのやりとりを通して、オオエさんは自分の臨床が患者さん
にとって役に立っているかどうかを検討するための方法として、標準化され
た物差しを使うことを学びました。臨床家の感覚だけに頼るのではなく、標
準化された物差しを使うことにより、ある程度客観的な基準に基づいて介入
の方向性を決めていくことができるでしょう。このことが介入の標準化の一
助になるのではないでしょうか。

　第1章「A　なぜ、臨床査定をするのか？」以降では、臨床行為が患者さ
んにとって役に立っているかどうかを検証するための考え方や方法について
学んでいきましょう。

A　なぜ、臨床査定をするのか？

　ほとんどの臨床家は、誰かの**役に立つ**ために臨床行為をしているだろう。しかし、その「役に立つ」とは何を意味するだろうか？　患者/クライエントや家族から感謝されれば、それでよいだろうか？　あるいは、臨床家が自らよって立つ理論から目の前の患者/クライエントの状態や行為をうまく説明できれば、それでよいだろうか？　誰が、どのようにして決めるものだろうか？　そしてまた、役に立たない臨床行為は、倫理的に許されるものだろうか？　あるいは、役に立っているか立っていないかわからない臨床行為は、倫理的に許されるだろうか？　「役に立つ」というのは、大前提として心理臨床の日々の行為の中に内在しているものであるようなのに、それをはっきりと説明できる臨床家はどれだけいるだろうか？[*1]

 「役に立つ」とは？

認知行動療法は「役に立つ療法」？

　臨床家の中には、認知行動療法があまり好きではない方もおられるかもしれない。どうか容赦して、少しお付き合いいただけたら幸いである。というのも、臨床査定を理解するうえで、とても示唆的な言葉を紹介させていただきたいからである。

---

*1　前提として、本書が医療・保健、教育、福祉、司法、産業分野などにおいて、特定の介入の費用対効果が国家的に重要な問題である領域において心理療法などの臨床行為を行うことを前提としている。特に、医療保健分野における精神科的な問題は、人の生命や生活に甚大な影響を与えやすい領域の1つであると考えられ、その意味で、特定の臨床行為の科学的な正当性が重要である。ただし、人が生きる苦しみは必ずしも医療保健場面で問題になるわけではなく、たとえば私設のカウンセリングルームでは実存的な問題や人間関係の問題などを主訴とする場合には、本書で述べるのとは異なる「役に立つ」在り方があることを否定するものではない。また、心理療法等についての理論的、思想的な側面の研究も重要であり、科学的な臨床査定を含まない臨床行為を必ずしも否定するものではない。

　2021 年 11 月、認知療法の創始者である Aaron T. Beck 先生が逝去された。Beck 先生はこれまで数々の名言を残してきたが、遡ること 2010 年、米国ボストンで世界行動・認知療法学会(World Congress of Behavioral and Cognitive Therapies: WCBCT)が開かれたときの一幕を紹介したい。そのシンポジウムは、「Beck 先生に何でも質問しよう」という企画だった。会場には世界中から集まった研究者や学生が入りきらず、舞台上に立つ Beck 先生の後ろにも所狭しと聴衆が取り囲む異様な雰囲気だった。その中で、ある一人の学生が、「認知行動療法の定義は何でしょうか?」と血気盛んに質問をぶつけていた。近年では、アクセプタンス＆コミットメントセラピー(Acceptance and Commitment Therapy: ACT)や診断横断的な治療のための統一プロトコルなどの"新世代"の認知行動療法を謳うような療法が開発されていて、旧世代の認知行動療法と激しい論争が起きている。しかし、そもそも認知療法は精神分析から生まれてきている。精神分析も認知行動療法か?　だとしたら、その定義は?　そんな質問だった。「その質問、よく聞かれるんです。そして私はいつも、こう答えるんです」　そう前置きをしてから、Beck 先生は優しく言った。「**役に立つもの、それが認知行動療法です**」。一瞬、時が止まったように静まり返った会場は、すぐにドドっと笑いの渦に包まれた。そして、Beck 先生は続けた。「半分冗談ですが、実はこれ、本当に真面目にそう思っているんです。ある療法がどうあるべきか、が大事なのではなくて、それが役に立つか、が大事ではないでしょうか?」。

　この言葉は、認知行動療法の特徴を 2 つの意味で、よく言い表している。第一に、認知行動療法で取り組む治療の内容をうまく言い得ている。認知行動療法は、役に立たない思考と行動を修正するスキルを教えることを目的とする。療法を通して、自らの考え方や行動の仕方が役に立っているかどうかを、患者/クライエント自身に確認してもらいながら、役に立ちそうな考え方や行動ができるようなスキルを学んでもらう。このスキルを学んでもらうには、ある考えや行動を試し、その結果をみて、また別の考えや行動を試し、さらにその結果をみて、という試行錯誤を続けてもらうことが大事になる。**上手な試行錯誤の仕方を教えるのが、認知行動療法**であるともいえる。

　第二に、認知行動療法が医療の文脈で科学研究の集積から発展してきた経緯を見事に言い得ている。ベック研究所のウェブサイトに紹介されているように、「認知行動療法は、これまで 2,000 を超える研究で、精神科疾患、精神

科的な特徴をもつ心理的・医学的問題への有効性」が示されている。つまり、様々な問題に対して「役に立つかどうか？」を膨大に検証してきたのが、認知行動療法といえる。多くの精神的な問題において、認知行動療法が他の心理療法と比べて明らかに有効であるというエビデンスはなく、効果そのものが特段に高いわけではないかもしれない。しかしながら、**「役に立つかどうか？」についての検証量が圧倒的であり、役に立つ可能性が高そうかどうかという点では、他の心理療法よりも依拠できる科学データが豊富**である。「役に立つもの、それが認知行動療法です」と言う Beck 先生に先生の言葉をよりフォーマルに表現したのが、2013 年に発表された「認知療法の科学」という論文である。この論文では、「近代の認知行動療法とは、**明確に定義された精神病理**を標的として、**特定の治療方略が実証的**な検証により支持された治療の総称である」（Hofmann ら、2013）と定義されている。

「役立っている」のを、どう知るか？

　話がちょっと逸れるように思うかもしれないが、心理療法の有効性がどのように評価されているかを知ることは、臨床査定の本質を理解するうえできわめて重要である。前述の認知行動療法の例にあるように、「役に立つかどうか？」は、臨床研究がまさに長年にわたって取り組んできた問題だからである。

　心理療法に限らず、医学における様々な介入の有効性を評価したいとき、「PICO」の枠組みから臨床疑問を定式化し、この定式化をもとに試験を設計する（表 1-1）。"P" は、「研究参加者（Participant）」や「問題（Problem）」を意味する。前述の Hofmann らの定義で言えば、「明確に定義された精神病理」がこれに相当する。次に "I" は、その問題に対する「介入（Intervention）」であり、「特定の治療方略」がこれに相当する。"C" は、Iの介入の効果を他の介入や状態の何と「比較（Comparison）」しているかを明確にするものである。何かしらの**比較なしには、ある介入が役に立つかどうかは評価できない**。何と比較するかによってエビデンスの意味が全く変わってくるため、比較対象を明示することが重要となる。最後に "O" は、「アウトカム（Outcome）」を意味し、問題が改善していることをどのように測定して知るかを意味する。このように、何のアウトカムが、何と比較して、という側面が実証的な検証

11

表 1-1	臨床疑問の定式化
Participant	何の問題をもった人が、
Intervention	何をすると、
Comparison	何と比べて、
Outcome	何がよくなるか？

表 1-2	JUNP study における臨床疑問の定式化
Participant	不安症とうつ病患者において、
Intervention	通常治療に UP を追加した介入は、
Comparison	通常治療のみの待機群に比して、
Outcome	うつ症状が改善するか？

UP：統一プロトコル。

には必要となる。

　具体例として、筆者が実施した臨床試験（JUNP Study）の適格基準を紹介しよう（Ito ら, 2022）。この研究では、不安症とうつ病を主診断とする精神科に通院する外来患者（Participant）において、通常なされる精神科治療に「感情症に対する診断を超えた治療のための統一プロトコル（Unified Protocol for the transdiagnostic treatment of emotional disorders: UP）」（Barlow ら, 2012）を実施する介入条件（Intervention）は、通常治療をしながら 43 週後に統一プロトコルを実施するのを待機している対照条件（Comparison）に比して、うつ症状が改善するか（Outcome）を検証した（表 1-2）。

　科学として成立する重要な要素の 1 つは、**再現可能性**である。つまり、同じ手続きでほかの人が検証しても、同じ結果が得られなければ、それは科学的な検証とはいえない。この実証性を担保するためには、「何の問題をもった人が」という "Participant" と、「何がよくなるか」という "Outcome" について、**世界中の誰しもが同じように定義し評価できる方法**を用いる必要がある。"Participant" を定義する適格基準は、ある問題をもった人を定義して研究参加者として含めるための**包含基準**と、その問題をもった人の中で別の優先される問題や介入に大きな影響を与えると考えられる状況にある人を除くための**除外基準**から構成される。

表 1-3	**JUNP study における適格基準**

包含基準	a.	DSM-IV-TR による大うつ病性障害、気分変調性障害、特定不能のうつ病性障害、パニック障害（広場恐怖を伴わないもしくは広場恐怖を伴う）、パニック障害の既往歴のない広場恐怖、社交不安障害（社交恐怖）、強迫性障害、心的外傷後ストレス障害、全般性不安障害、特定不能の不安障害のいずれかの診断を満たす（**主治医による診断を受けて紹介を受け、評価者が SCID にて評価する**）。
	b.	軽症以上のうつ症状（**GRID-HAMD にて 8 点以上**）を有する。
	c.	スクリーニング時の年齢が 20 歳以上 65 歳以下。
	d.	本研究の目的、内容を理解し、自由意思による研究参加の同意を文書で得られた者。
除外基準	a.	**アルコール・物質依存をスクリーニング時から 6 か月以内に認める者。**
	b.	**躁病エピソード、統合失調症と他の精神病性障害が介入前評価時点で認められる者。**
	c.	介入前評価時点で著しい希死念慮［**GRID-HAMD 項目 3（自殺傾向）の程度が重症以上**］を認める者。
	d.	介入前評価時点において UP の実施が困難な程度の身体疾患、重度認知機能障害を認める者。
	e.	CBT 実施期間のうち 50％ 以上の来院が困難であると介入前評価時点であらかじめわかっている者。
	f.	介入前評価時点で他の構造化された精神療法を受けている者。
	g.	その他研究責任者が本研究の対象として不適当と判断した者。

DSM-IV-TR：精神疾患の診断・統計マニュアル第 4 版改訂版、SCID：Structured Clinical Interview for DSM、GRID-HAMD：GRID ハミルトンうつ病評価尺度、UP：統一プロトコル、CBT：認知行動療法。

　適格基準の一つひとつの項目は、どこの国のどの時代においても、同じ評価ができるように定義されているのが理想である。完全にそうすることは不可能であるが、それでも可能なかぎり信頼性と妥当性の高い測度を用いて評価することが重要となる。表 1-3 に示された基準のうち、太字下線で示したのは、この研究で何かしらの測度を用いて**臨床査定**を行った項目である。言い換えれば、臨床査定なしには、「科学的に問題を問題として定義できない」、「特定の介入の必要性と適格性が判断できない」といえる。

　臨床査定は、問題の定義だけでなく、**問題の変化（改善や悪化）を知るうえでも不可欠**である。表 1-4 は、JUNP study で知りたかった臨床的なアウトカムである。臨床試験は、たった 1 つのアウトカムを設定して、そのアウトカムにおいて有効であるかを見定めるためにサンプルサイズを見積もる手続きをとる。そのため、最も重要で、その試験で検証したい仮説（PICO）に関わるアウトカムのことを「主要評価項目（primary outcome）」という。しかし、臨

表 1-4	**JUNP study におけるアウトカム（評価項目）**
主要評価項目	・21 週時点での **GRID-HAMD17 項目版**で測定されるうつ症状
副次評価項目	・21 週の他覚的不安症状の重症度（**HAM-A**） ・21 週の臨床全般印象度－重症度（**CGI-Severity**） ・21 週の臨床全般印象度－改善度（**CGI-Improvement**） ・21 週の治療反応割合（21 週の **GRID-HAMD** が介入前評価（ベースライン）に比べ 50％以上の得点減少） ・21 週の寛解割合（21 週の **GRID-HAMD** が 7 点以下） ・介入前評価（ベースライン）時に確認された精神科診断の 21 週時点での有無（**SCID**）

GRID-HAMD：GRID ハミルトンうつ病評価尺度、HAM-A：ハミルトン不安評価尺度、SCID：Structured Clinical Interview for DSM。

床的な意義はたった 1 つの側面では測定しきれないことが多い。そのため、主要評価項目以外のアウトカムを「副次評価項目（secondary outcomes）」として設定する。JUNP study では、GRID ハミルトンうつ病評価尺度（GRID-Hamilton Depression Rating Scale: GRID-HAMD）17 項目版で評価されるうつ症状を主要評価項目として、それ以外に不安症状や臨床全般印象で評価する重症度や改善度などを副次評価項目として設定した。これらの評価はすべて、GRID-HAMD、ハミルトン不安評価尺度（Hamilton Anxiety Scale: HAM-A）などの特定の測度を用いて、臨床査定している。このように、**臨床査定なしには、ある特定の介入の有効性や安全性についての評価が不可能となる**。

　臨床行為が「役立つかどうか？」を知るうえで、臨床査定が必要である。その本質を理解するためには、心理療法を含む何かしらの臨床行為の有効性や安全性が、いかに科学的に検証されているかを理解する必要がある。この PICO の設定の仕方と、臨床査定を通してそれを評価するプロセスは、臨床行為のあらゆる過程において、大きくも小さくも常に影響している。初めて患者/クライエントに出会い、その臨床的な状態を正確に理解していくプロセスにおいては、特に大きな影響を与えるだろう。問題が特定され、その目的に合っていそうな介入を試みていくプロセスの中でも、それが有効そうか、安全面での懸念がないかを判断するために、継続的に臨床査定がなされていくだろう。このように、**「臨床査定は臨床判断（clinical judgement）を行い、意思決定（decision making）をするために必要である」**といえる。

2　「臨床家としての専門性」とは？

　あなたは臨床家としての専門性をおもちだろうか？　それはどのくらいの
ものだろうか？　「専門性を有している」となぜ言えるのだろうか？　たくさ
んの知識をもっている、学会に所属している、資格をもっている、日々臨床
業務を行っているなど、様々な根拠があるかもしれないが、はたして、それ
で胸を張って、自らの専門性を示せるだろうか？　そして、「過去の自分と比
べて専門性を高められている」と言えるだろうか？　高まっているとしたら、
それは何を根拠にそう言えるのだろうか？

　結論を先に言ってしまうと、「**臨床査定は、専門的な意思決定能力を継続的
に高め、臨床実践の品質を向上させる**」と言える。それはなぜか？　それを
理解するためには、まずエビデンスに基づく実践がどのようなものかを知る
必要がある。

エビデンスに基づく実践

　「エビデンスに基づく医療」という表現を耳にしたことがあるだろう。先ほ
どは、認知行動療法がたくさんの研究から得たエビデンスに基づいていると
いうことにも触れた。では、エビデンスが強固であるという理由だけで、い
つどこでも認知行動療法を提供すべきだろうか？　直感的に「そうではない」
と言えそうであるが、それはどうしてだろうか？

　エビデンスに基づく医療の教科書の最初のページに、まさにその答えが書
かれている（Strausら、2018）。図 1-1 は、その答えを図示したものである。す
なわち、エビデンスだけでなく、臨床家の専門性、患者の価値観や状況、そ
して臨床環境のすべてが考慮されてこそ、エビデンスに基づく医療が成立し
うる。有効性や安全性についての科学的な知見であるエビデンスはもちろん
重要である。しかし、それだけではエビデンスに基づく医療は成立しない。
たとえば、毎週 50 分/回で 16 回実施する認知行動療法がうつ病に有効だった
としよう。しかし、それを提供するセラピストが認知行動療法の訓練を受け
たことがないとしたら、その医療は「エビデンスに基づく」と言えるだろう
か？　また、患者/クライエントが認知行動療法を受けたいとは思っていな
いのに、無理矢理押し付けていたらどうだろうか？　その臨床環境では、隔

15

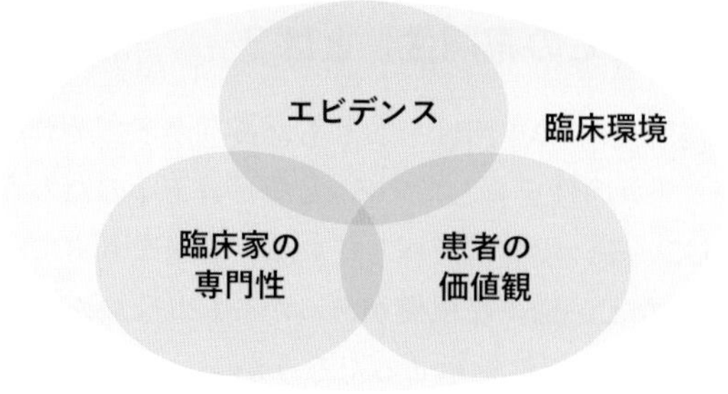

図 1-1　**エビデンスに基づく医療**
（Sacketら, 2018 より作成）

週で5分間しか診療に時間がとれないのだとしたら、どうだろうか？　このように、エビデンス、臨床家の専門性、患者の価値観、臨床環境のすべてが揃わなければ、「この治療はこの人のこの状態に有効そうだ」という意思決定の判断ができない。

意思決定を導く臨床判断のプロセス

臨床行為は、臨床判断に基づく意思決定の連続である。同じ患者/クライエントであっても、最初に出会ったときに知っている情報のみで治療が完成することはほとんどなく、継続的な情報収集をして、徐々により正確な臨床像を得ていき、それに合わせて最も必要と思われるさらなる検査がなされ、さらなる介入がなされていく。こうしたプロセスはただやみくもになされるのではなく、本書で後述するような、系統的な方法で行うことが効果的である。こうした意思決定と臨床判断のプロセスは、図 1-2 に示すような不断の仮説生成と検証のプロセスとして理解できる（Springら, 2009）。すなわち、ある患者/クライエントと出会うと、まずは問診やインテークをして、患者/クライエントの全体像の理解を試みるだろう。患者/クライエント自身の訴えから、「うつを訴えている背景には社交不安症が関係した引きこもりがありそうだ」という明確な仮説を立てる（①）。その仮説の設定が合っていそうかを確認するために、たとえば、うつ病や社交不安症についての自己記入式尺度に回答してもらう（②）。それらの尺度の得点が仮説を裏付けるようであれば（③）、社交不安症に焦点を当てた心理療法を患者/クライエントに提案して合意の

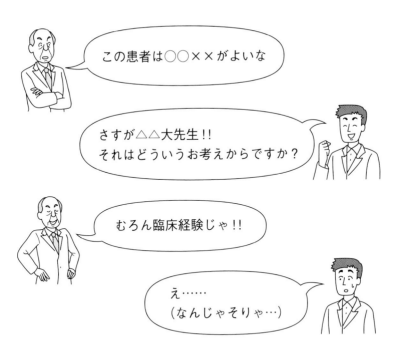

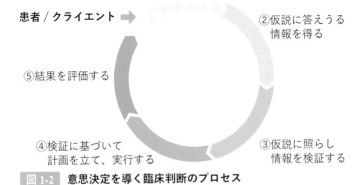

図 1-2 意思決定を導く臨床判断のプロセス

①明確な仮説を立てる

患者 / クライエント ➡

②仮説に答えうる情報を得る

⑤結果を評価する

③仮説に照らし情報を検証する

④検証に基づいて計画を立て、実行する

（https://ebbp.org/ebbp/steps より改変して作成）

もとに実施し（④）、その結果を評価する（⑤）こととなる。この中で社交不安症が改善しても、うつやその他の臨床問題がまだ支援が必要な状態であれば、どのような問題が残っているかの仮説を立てて（①）、それについての情報を得ていくという循環的なプロセスが続く。こうした意思決定を導く臨床判断のプロセスのどの部分においても、臨床査定が関与している。ある仮説を判断するうえでも、その仮説が情報により支持されるか判断するうえでも、仮説に基づく介入が有効であるかを評価するうえでも、臨床査定が必要となる。

　なお、図 1-2 の臨床判断を導く意思決定のプロセスは、様々な抽象度の中でなされる点にも留意したい。大きな抽象度としては、ここで問題とするような、治療が始まってから終わるまでの中で、大きな治療方針を決定することである（例：患者の問題の背景には社交不安症があるという仮説を立て、社交不安症の認知行動療法を方針とする）。加えて、より具体的な治療標的を絞り込むときにも仮説検証のステップを踏む（例：社交不安症を維持している認知が「権威者に軽蔑されること」か「異性に嫌われること」か）。臨床実践の中では、このように様々な抽象度で仮説検証が不断になされていく。多くの場合、フラクタル図形のように、抽象度が違っても同じように理解できる何らかの特徴がわかってくることが多い。そのため、様々な抽象度で仮説検証することを意識することで、より立体的に患者/クライエントを理解できるようになるだろう。

専門的な意思決定能力の向上

　Daniel Kahneman は、人が様々な状況下においてどのように物事を認知し、それに基づいて判断し、行動するかに関しての一連の研究を行い、それらの成果からノーベル経済学賞を受賞している。その著書『ファスト＆スロー』の中で、「人は 2 つのシステムを通して意思決定をする」と整理している（図 1-3）（Kahneman, 2012）。1 つめのシステムは、直感的で、本能的になされる判断で、無意識的に、即座に、自動的になされるような、ファストな、素早いシステムである。もう 1 つは、合理的な思考のもとに、時間と労力をかけて、論理的に判断するスローな、ゆっくりなシステムである。日常生活における意思決定のほとんどは前者のシステムを通してなされていて、重要な場合に

ファストなシステム

直感
ヒューリスティック
自動思考

（認知療法の標的）

スローなシステム

合理的
客観的思考

（認知療法で学ぶスキル）

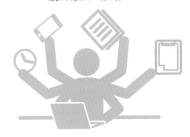
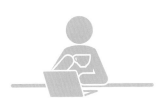

図 1-3　**2つの判断システム**

（Kahneman, 2012）

だけ後者のシステムが駆動すると考えられている[*2]。

　日々の臨床行為の中では、どちらのシステムを通して臨床判断を得ているだろうか？　図 1-2 で示したプロセスは、スローなシステムのほうである。このスローなシステムは、認知的な労力を必要とするし、わざわざ仮説検証をするという手間のかかることをしている。日々の忙しい臨床において、「ファストなシステムをフル稼働させて、次々に患者に対応したい」と思う臨床家は多いだろう。しかし、日々の臨床判断においても、スローなシステムを丁寧に回すことがきわめて重要である。なぜか？　それは、私たちが専門性を高めるうえで、そして、質の高い介入を提供し続けるうえで必要だからである。

　Kahneman は、専門的な意思決定能力を向上させる環境を「妥当性の高い環境（high validity environment）」と呼んで記述している。これは、客観的に、明確に、安定的に、「先行刺激－行為－結果」についての認識を実現できる環境である。特定の状況［先行刺激（cue）］において、特定の行為をしたときに、特定の結果が得られる。この「先行刺激－行為－結果」について即座に

────────

＊2　少し脱線するが、ファストなシステムが非機能的に、その人にとって情報量を増やさない形で働いている場合には、そうした自動思考や認知プロセスが認知行動療法の標的となる。そうしたファストなシステムではなく、スローで合理的な認知プロセスをうまく使えるようなスキルを学んで習得してもらうのが、認知行動療法である。

かつ明確なフィードバックが得られると、人はそこから法則やルールを学びやすくなる[*3]。

　ひるがえって、私たちの日々の心理にまつわる臨床の営みを振り返ってみると、どのくらい「妥当性が高い」と言えるだろうか？　心の問題は単一指標で測り切れるものではないし、状態像が一定の静止状態にあるようなことはなく、常に動的に移ろっていく。心理介入をしても、即座にその結果について明確なフィードバックを得られることはなく、しばしば時間が経ってから、あいまいな形で結果が観察される。心理療法を通して長期的によい結果が得られたとしても、そのときにはしばしば目の前から患者はいなくなっている。目の前にいないということが、必ずしも回復や再発予防ができていることを意味するわけではない（転院したり引っ越したりしたのかもしれない）。やはりはっきりと長期予後を知ることはむずかしい。

　あやふやな心理臨床の営みを、妥当性の高い環境へと整えていく。その中核になるのが、臨床査定である。臨床査定によって、客観的なフィードバックによる仮説検証の営みをしていかなければ、その時々で適切な臨床判断を通した意思決定はできないし、提供できるサービスの質も担保されないだろう。そして、臨床査定をせずに、ファストなシステムのみで臨床行為を何年も続けているとしたら、それは臨床家の頭の中にある以上の情報を用いない閉鎖系の、いわば独善的なサービスとなる可能性が高くなるだろう。そのような環境下では、たとえ数千人の患者を前に臨床行為をしていたとしても、専門性を高めることはきわめてむずかしい。**臨床査定は、私たち臨床家に"認識"を与えてくれる。その認識とは、「ある行為がある結果につながるかどうか？」という認識である。そして、この認識が複数の熟達した者同士で交換可能な知識として伝達されるときに、「専門性がある」と言うことができる。**行為と結果に関する情報の集積は、臨床サービスの質を維持し高めることに直結するだろう。

[*3]　認知行動療法において、臨床家は機能アセスメントをしていくが、その際には B. F. Skinner の提示した「弁別刺激−行動−結果」の三項随伴性の枠組みを用いるだろう。患者/クライエントにモニタリングのスキルを獲得してもらううえでも、この枠組みで物事を認識する練習をしているといえる。

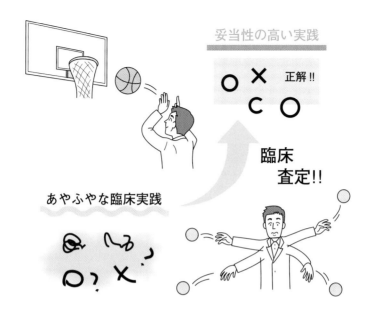

妥当性の高い実践

○ × 正解!!
○ ○

臨床
査定!!

あやふやな臨床実践

第1章　エビデンスに基づく臨床査定の基本

第2章　エビデンスに基づく臨床査定の実践

附　録　補遺編

3 まとめ

　本節では、「なぜ、臨床査定をするのか？」を説明した。そのために、そもそも「役に立つ」というのはどのように確認できるかを、臨床試験の枠組みから説明した。この臨床試験を成立させるためには、臨床査定が不可欠であることが理解できただろう。そして、臨床試験の枠組みに近づけて日々の臨床行為を行うことで、より適切な臨床判断による意思決定がしやすくなり、また、長期的にみて私たちの専門性と臨床サービスの質を高めやすくなることを説明した。とはいえ、多忙な臨床現場において、臨床試験と同じように測定と検証をするのは無理な話である。「第 2 章　臨床に基づく臨床査定の実践」では、いかにして効率的に臨床査定を実施するか、その実践的な工夫について紹介していく。その前に、次節「B　何を、どう査定するのか？」では、そもそも臨床査定とはどんなものか、いつ、何を査定していくのかを紹介しよう。

📖 参考文献

Barlow, D. H., Durand, V. M., Hofmann, S. G.（2016）. Abnormal psychology: An integrative approach. Cengage learning.

Denicoff, K. D., Leverich, G. S., Nolen, W. A.（2000）. Validation of the prospective NIMH-Life-Chart Method（NIMH-LCM-p）for longitudinal assessment of bipolar illness. *Psychol Med*, 30（6）, 1391-1397.

Fisher, C. B.（2009）. *Decoding the ethics code: A practical guide for psychologists*, 2nd ed. Sage Publications, Inc.

Groth-Marnat, G., Wright, A. J.（2016）. *Handbook of Psychological Assessment*. Wiley.

Hayes, S. C., Hofmann, S. G.（2018）. *Process-based CBT: The science and core clinical competencies of cognitive behavioral therapy*. New Harbinger Publications.

Ito, M., Horikoshi, M., Kato, N et al.（2022）. Efficacy of the unified protocol for transdiagnostic cognitive-behavioral treatment for depressive and anxiety disorders: a randomized controlled trial. *Psychological Medicine*, 1-12.

Ito, M., Okumura, Y., Horikoshi, M et al.（2016）. Japan Unified Protocol Clinical Trial for Depressive and Anxiety Disorders（JUNP study）: study protocol for a randomized controlled trial. *BMC psychiatry*, 16（1）, 1-15.

Kahneman, D.（2012）. *Thinking, fast and slow*. Penguin.

Norcross, J. C., & Wampold, B. E.（2011）. Evidence-based therapy relationships: research conclusions and clinical practices. *Psychotherapy*, 48（1）, 98.

Post, R. M., Roy-Byrne, P. P., Uhde, T. W et al.（1988）. Graphic representation of the life course of illness in patients with affective disorder. *Am J Psychiatry*, 145（7）, 844-848.

Sadock, B. J., Sadock, V. A., Ruiz, P et al.（2009）. *Kaplan and Sadock's Comprehensive Textbook of Psychiatry*. Wolters Kluwer Health/Lippincott Williams & Wilkins.

Schneider, W. J., Lichtenberger, E. O., Mather, N et al.（2018）. *Essentials of assessment report writing*. John Wiley & Sons.

GRID-HAMD

原版著作権　2003, International Society for CNS Drug Development, San Diego, CA, USA.

日本語版翻訳権　2003, 日本臨床精神薬理学会.

翻訳逆翻訳　Furukawa T., Akechi T., Ozaki, N., Iwata N., Naitoh H., Higuchi, T., Kalali A.

日本語版の心理測定学的検討論文　Tabuse, H., Kalali, A., Azuma, H et al. (2007). The new GRID Hamilton Rating Scale for Depression demonstrates excellent inter-rater reliability for inexperience and experienced raters before and after training. Psychiatry Res, 153, 61-67.

査定の心得：導入のためらいと工夫

　臨床現場では、査定の導入や実施のためらいに関する様々な声が聞かれる。たとえば、「面接の初めに『こんにちは』と挨拶してすぐに自己記入式質問紙／評価者による評価をやってもらうわけにもいかず、今回も患者さんに尺度を出せませんでした」、「唐突に患者さんに尺度に回答してもらうのは恥ずかしいです」、「今まで患者さんと良い関係だったのに、尺度を出すなんて大袈裟だと思われないでしょうか」などである。どうやら、「症状評価は治療関係を損ねる」とか、「それまでの面接の流れに水を差すようで患者さんに申し訳ない」といった考えが、評価の導入や実施をためらわせる要因のひとつのようだ。

　第1章「A なぜ、臨床査定をするのか？」で述べてきたように、目の前の患者/クライエントに対し、なぜ、いつ査定をするのかを検討し、確かに査定が必要となれば、査定に入る前に目的や方法について説明し、少しでもわからないことや疑問がありそうな場合はこちらから質問をしたり、患者/クライエントに質問してもらったりするとよいだろう。また、「第2章 エビデンスに基づく臨床査定の実践」で述べるように、臨床実践を行う施設の環境、そして患者/クライエントによって、様々な評価の導入の方法や配慮の仕方がある。こうした一つひとつのやりとりや関わり方に目を向けていくことが、患者/クライエントとの関係構築にもつながっていくだろう。

　第1章「C 査定のプロセスの基本」では、面接評価におけるバイアスの例（表 1-13）をあげている。留意点とともに参照されたい。

ビネット② いつ、どのように「物差し」を使うか？

ヤマグチ：そういえば、この前話していた患者さんの調子はどう？

オオエ：先輩のアドバイスのおかげで、だいぶよくなりました。表情も明るくなったし、食事や睡眠もとれています。外出もできるようになってきたみたいです。

ヤマグチ：それはよかった。では、点数上もよくなっていそうだね。前に話した HAM-D(Hamilton Depression Rating Scale：ハミルトンうつ病評価尺度)とかとってみた？

オオエ：え、いや、とってないです。あれって治療を始めるときに、その患者さんがどのくらいの重症度(ベースライン)なのかを知るために使うものじゃないんですか？

ヤマグチ：もちろん、そういう使い方もするね。ただ、尺度を使うことにはほかにも利点があるんだ。

オオエ：どんなことですか？

ヤマグチ：たとえば、さっき君は患者さんについて「だいぶよくなってきた」と言っていたよね。具体的な変化についても少し話してくれたけど、「どのくらい変化したのか」ということが、ほかの人にはちょっと伝わりづらいんだ。

オオエ：もっと細かく説明したほうがいいってことですか？

ヤマグチ：もちろんそれも大事だよね。ただ、いつもすべての症状について細かく説明していったら、とても時間がかかってしまうよね。尺度を使って「何点から何点になりました」と表現することで、すぐに概要をつかめるというのはイメージつくかな。

オオエ：何となくは。

ヤマグチ：学生時代の試験を考えてみようか。国語、数学、理科、社会、英語なんて科目があったよね。夏休み前後で、たとえば国語の成績がどのく

らいよくなったかを説明するとして……。

オオエ：そうか。「合計で何点上がりました」と言えば、大体の成績の伸びがわかりますね。

ヤマグチ：そう。もちろんもっと細かい部分、たとえば古文の点数は上がったけど、現代文はほとんど変わらなかったとか、そういう情報も大事だけどね。

オオエ：なるほど。

ヤマグチ：それともう1つ。尺度を使うと、誰もが同じ基準で、症状の程度を数値化できるというのは前にも話したよね。だとすれば、数値化することで、誰もが同じ基準で、どのくらい症状が変化したかをイメージできるというのも尺度を使う利点だよね。何なら患者さんと点数やその変化を共有して、患者さんの感覚を確かめてみることもできるね。

オオエ：前に教えていただいた、皆が同じ物差しを使うことのメリットですね。

ヤマグチ：そう。あぁ、それともう1つ。これが一番大切なことかもしれない。こういった尺度を使うメリットは、何度も測定することで患者さんの変化をモニタリングできる点にあるんだ。

オオエ：それって……。

ヤマグチ：たとえば、「風邪を引いたかな？」、「熱がありそうだな？」というときには体温を測るよね。

オオエ：そうですね。

ヤマグチ：では、「よくなってきたかな？」、「もう大丈夫かな？」というときは、どうやって判断する？

オオエ：体温を測って……。あ、そういうことか。

ヤマグチ：そう。平熱に戻ったかどうかで判断するよね。付け加えると、測定のしやすさというか、手間みたいなものもポイントになると思うんだ。体温計も最近の機種だと数秒で数値が出るものがあるけど、昔の体温計は随分時間がかかったものでさ。数分動いちゃいけなかったりして。

オオエ：数分もかかるとなると、頻繁に測定するのは手間ですもんね。

ヤマグチ：そういうこと。体温計でも機種によって測定時間や測定方式の違いがあるように、尺度もそれぞれ方式（自己記入式や面接式等）や質問項目

数に違いがあるから、目的や状況に応じて選ぶことができるといいかもしれないね。たとえば体温でいうと、なるべく正確な値がほしいときは、予測式の体温計じゃなくて、時間がかかっても実測式の体温計を使うとかね。

オオエ：なるほど。

ヤマグチ：注意点としては、普段は予測式だけど何回かに1回は実測式も合わせて使うみたいに何種類かを併用するのもいいけど、変化をモニタリングするためには一度使い始めた尺度は変えずに使い続けるのがいいと思うな。

オオエ：それこそ、同じ物差しを使ったほうがいいということですよね。であれば、今回の患者さんで言うと、前回からの変化をみるために HAM-D をやってみる、と。そして、今後の変化もまめに追いかけていくためには自己記入式質問紙の QIDS（Quick Inventory of Depressive Symptomatology：簡易抑うつ症状尺度）なんかを使ってみるとよさそうですね。

ヤマグチ：いい感じだね。それにしても、身体症状は数字をとるのが当たり前みたいなところがあるけど、精神症状はあまり数字をとらない、なんてことも結構ある気がするよね。

オオエ：そうですね。患者さんの話を聞いて、表情や様子をみて、よくなったどうかを判断している場面は割とみたような気がします。

ヤマグチ：「心の問題は数値化できないんじゃないか？」なんて意見もあるけど。

オオエ：そうですね。私自身、自己記入式の質問紙だけでわかったような顔をされると、あまりいい気分はしないかもしれません。

ヤマグチ：まぁね。もちろん、尺度の数字をみただけで、その人の苦しみのすべてがわかるはずはないからね。面接で丁寧に聞いていったり様子を観察したりして、そうした苦しみを理解しようとすることは大切だよね。たとえばさっきの熱を測るときの話だけど、体温計を使わなくても手を当てたり、おでこを合わせてみたり、「どんな具合か？」を聞いてみたり、情報を集める方法は色々あると思うんだけど。手を当てることでしか得られない情報もあるだろうし。とはいえ、体温計を使って数値化することで、基準と比べてどの程度悪い状態なのかを判断するいい材料になるだろうし、客観的な数字を共有することで、意思疎通しやすくなる面もあるよね。

オオエ：なるほど。

ヤマグチ：質問紙とか構造化面接とかじゃなくて、体温計みたいにデータを
　　　出してくれる機械が出てきたら面白いかもね。

オオエ：それはそれで、「こんな機械じゃ私のことはわからない」、なんて思
　　　う人もいそうですけどね。

ヤマグチ：確かに (笑)。心の問題っていうのはむずかしいよね。

オオエ：厚かましいお願いなんですけど……。ひとまず、今使える尺度で、
　　　何度も測定するのに使いやすいものを教えてもらえますか？

ヤマグチ：もちろん！(第2章「B 様々な尺度とその活用」参照)

　　ヤマグチさんとのやりとりを通して、オオエさんは尺度を使う意味につい
て、またどのようなタイミングで使用するといいのかについて理解を深める
ことができたようです。治療の初期に患者さんの状態や特性を把握するだけ
ではなく、治療経過の中でその変化をみていくことが、きめ細かなケアにつ
ながるのではないでしょうか。

　　第1章「B 何を、どう査定するのか？」以降では、繰り返しの症状評価が
臨床にどのように活かされるのかについて、より深く学んでいきましょう。

27

B 何を、どう査定するのか？

ひと口に「臨床査定」と言っても、その行為は臨床行為の様々な場面で行われ、査定する対象も様々である。そこで本節と次節「C　査定のプロセスの基本」では、臨床査定の全体像を見渡してみよう。

1 臨床査定とは何か？

まず、教科書的な定義から眺めてみよう。米国精神医学会（American Psychiatric Association: APA）の実践ガイドラインでは、査定（assessment）を以下のように定義している（Silvermanら、2015）。「（査定とは）ある患者についての情報を得るプロセスである。それは様々な方法を通してなされ、対面での面接、カルテの確認、（精神科医や内科医、あるいは医学的に訓練を受けた臨床家による）身体検査、診断検査、信頼できる情報源からの歴史的経過の聴取を含む」。この定義は、精神的な問題を医療場面において扱ううえでの包括的な定義として理解できる。

本書では、心理介入を提供するうえでの臨床査定に焦点を当てている。その意味では、異常心理学の定番テキストとして長年版を重ねている『*Abnormal Psychology: An Integrative Approach*（異常心理：統合アプローチ）』（Barlowら、2018）に記述されている、一般的な定義も知っておくとよい。「臨床査定（clinical assessment）とは、心理障害をもつ可能性のある個人を対象に、心理・生物・社会的な要因について系統的な評価と測定を行うことを指す」。ほとんどの心理介入は、精神的な問題を生物的側面、社会的側面、心理的側面から理解していることが多い。そのため、この定義は心理介入を前提として臨床査定を捉えたときには適切なものだろう。

こうした教科書的な定義と、前節「A　なぜ、臨床査定をするのか？」で紹介した内容を踏まえると、臨床査定はどのように定義されるだろうか？　本書で筆者らは、臨床査定を以下のように定義する（図 1-4）。すなわち、「**臨床査定とは、臨床的に意味のある様々な状態の程度（頻度、強度、主観的苦痛、**

> 【である】
>
> 様々な症状の程度（頻度、強度、主観的苦痛、機能障害）を、
> 評価（比較可能な指標で表現する）すること
>
> 多職種・利害関係者の間で**共通言語**として用いることができ、
> 横断的（統計分布）にも、縦断的（時間的な前後）にも**比較可**
> **能**であること
>
> 【でない】
>
> 評価軸が個人の主義/主観、特定の理論に依拠しており、ローカ
> ル言語である

図 1-4 **本書における臨床査定の定義**

機能障害等）を、比較可能な指標で表現することである。臨床査定で得られた
情報は、多職種・利害関係者の間で共通言語として用いることができ、横断
的（統計分布）にも、縦断的（時間的な前後）にも比較可能でなければならな
い」となる。逆に言うと、臨床査定でないものは、以下の特徴を備えている。
すなわち、「評価軸が個々の臨床家の主義や主観に依存していたり、特定の理
論に依拠しており、一部の専門家間でしかコミュニケーションできないよう
なローカル言語やジャーゴンで表現されている記述」は臨床査定とはいえな
い。もう少しかみくだいて説明しよう。

2 意味があり、信頼でき、活用でき、共有できること

　臨床査定は、「臨床的に意味のある側面について、信頼できる情報を得る試
みであり、それが治療に資するものであること」といえる。加えて、エビデ
ンスに基づく医療の観点から言うなら、「その情報は患者/クライエントや家
族など、治療に関わる人に説明できること」という条件も必要になるだろう。

　臨床的に意味のある、治療に資する情報でなければ、その査定は意味がな
いだろう。心理測定学では、伝統的に妥当性と信頼性が重視されてきた。妥
当性は、想定している心理構成概念が想定通りに測定できているか否かを意
味する。「臨床的に意味があり、臨床的に活用できる」という要件は、この妥

当性に関係する。

　信頼できる情報であるという点は、心理測定学における信頼性を意味する。物差しの目盛りが常に一定である必要があるように、得られる情報の一定性が担保されていなければ、その情報には意味がないだろう。そして、この妥当性と信頼性を備えたうえで、得た情報が意味をなすためには、何かしらの比較ができる必要がある。比較をすることは、何かを知ることでもあるからである。たとえば、臨床的に問題のない人たちの平均値と、臨床的に問題を抱える患者/クライエントの平均値はおそらく異なるだろう。このように、目の前の患者/クライエントの状態が、想定する母集団や他の対象集団の中でどの程度のものであるかを横断的に比較できることが重要である。また、治療を受ける前の状態と、治療を受けたあとの状態を比較して、改善しているか悪化しているかを判断できるような、縦断的な比較が可能な情報であることも重要だろう。

　エビデンスに基づく実践の観点から言えば、得られた情報が患者/クライエントやその家族、あるいは医療を取り巻くステークホルダーに**共有可能であ**ることも重要である。前節「A　なぜ、臨床査定をするのか？」で述べたように、エビデンスに基づく医療は、当事者である患者/クライエントの価値観を反映するとともに、取り組む治療に関して患者/クライエントや家族などに説明ができ、その過程や結果を明確にコミュニケーションできる環境のうえに成り立っている。また、わが国の医療制度が国民皆保険によって支えられているように、医療を受けるのは患者/クライエントであっても、その医療を実現する医療者や医療制度などを支える費用を負担しているのは国民である。したがって、医療に関わる人々や国民に明確に説明できる情報であることもまた重要である。

3　何を査定するか？

　臨床査定を行う際、その査定対象とする情報は何になるだろうか？　心理療法の臨床試験においては、アウトカム、メカニズム、プロセスという 3 つの側面を測定することが多い（図 1-5）。

　医療の文脈では診断や症状が第一の治療標的となるため、それに関連するアウトカムの測定が重視されることが多いが、患者/クライエント自身は生

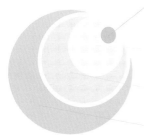

アウトカム：診断・症状
　うつ、不安、睡眠、物質使用、全般症状等

アウトカム：生活の質（QOL）と機能
　QOL、日常生活、社会関係

心理療法のメカニズム
　認知の歪み、行動活性化、感情調整等

心理療法のプロセス
　治療同盟、ホームワーク、治療遵守

図 1-5　心理療法のアウトカム、メカニズム、プロセスの査定

QOL：生活の質。

活全体が楽になることを求めていることも多い。また、「治療は成功した、しかし患者は死んだ」という諺で表現されるような、独善的な医療行為にならないためにも、生活の質（quality of life: QOL）や生活機能など、患者の人生そのものがよい方向に向かっているかという点でのアウトカムも重要である。

　心理療法は、特定の理論に基づき特定の治療メカニズムを想定して開発されていることが多い。たとえば、心的外傷後ストレス障害（post-traumatic stress disorder: PTSD）に対する認知処理療法では、トラウマティックな出来事について過度に自分自身を非難して自分を苦しめていると捉え、そうした認知を考え直していくことで症状が改善するというメカニズムを想定している。そのような認知の考え直しが進んでいるかどうかを査定しながら進めることで、認知処理療法がうまく進んでいるかどうかが臨床判断できるだろう。臨床研究の文脈で言えば、理論的に想定される媒介要因（例：行動活性化、不安感受性、感情調整等）や調整要因（例：神経症傾向）として取り上げられる心理変数がそれにあたる（Hayesら、2018）。

　最後に、心理療法のプロセス指標であるが、これは心理療法がいかに進んでいるかを査定するものである。「セラピストと患者/クライエントの関係性は良好であるか？」、「動機づけや希望をもてているか？」、「ホームワークはどれくらいできているか？」といった側面である。これは心理療法の共通要因（Wampold、2015）や、エビデンスに基づく治療関係（Norcrossら、2011）にあたるプロセス指標が該当する。

　前節「A なぜ、臨床査定をするのか？」で紹介した臨床試験 JUNP study では、図 1-6 に示す臨床査定を行った（Itoら、2016）。同研究では、アウトカム指

		組入れ期間			介入期間(注)		追跡期間	
		IC	ベースライン評価	割付インテーク			介入後評価	追跡評価
TIMEPOINT (Week)		\-6週以内	\-3　\-2　\-1	0	1〜20	21		43
Visit[d]		V1	V2　V3	V4	V5〜V23	V25		V26
INTERVENTION:								
認知行動療法併用群					通常治療＋認知行動療法		通常治療	
非併用待機群					通常治療＋認知行動療法待機		通常治療＋認知行動療法	
ASSESSMENTS:								
IE面接評価	主要評価　GRID-HAMD		IE				IE	IE
	副次評価　HAM-A		IE				IE	IE
	CGI-S		IE				IE	IE
	CGI-I		IE				IE	IE
	盲検チェック　SCID[c]	IE					IE	IE
	KNO						IE	IE
	GAF		IE				IE	IE
Pt自記式	他の成果指標　DSS[b]		Pt				Pt	Pt
	EQ-5D		Pt				Pt	Pt
	SDISS		Pt				Pt	Pt
	SOA		Pt				Pt	Pt
	OASIS/ODSIS		Pt				Pt	Pt
	メカニズム指標　EPOR-S		Pt				Pt	Pt
	ASI		Pt				Pt	Pt
	ERSQ		Pt				Pt	Pt
	TRUP		Pt				Pt	Pt
	EES		Pt				Pt	Pt
	プロセス指標　CEQ							
	SRS							
	HCS							
Th　安全評価　有害事象					SV（ランダムに4分の1のセッションを評価）		IE	IE
Sv　遵守評価　TAS								
脳画像測定　fMRI			IE				IE	IE

※表中の中央には以下のラベルが重ねて示されている：
診断・症状評価 ／ **生活の質と機能** ／ **治療機序に関連した指標** ／ **治療プロセス指標**

図 1-6　JUNP study における臨床査定

詳細は Ito et al. (2016) 参照：https://bmcpsychiatry.biomedcentral.com/articles/10.1186/s12888-016-0779-8.

標として、精神科診断、うつ症状、不安症状、臨床全般印象、機能障害、QOL、自分らしくある感覚などを測定した。メカニズム指標としては、神経症傾向、感情調整スキル、不安感受性を測定した。そして、プロセス指標としては、治療への期待と信頼、治療関係、ホームワークについて測定した。図 1-6 から、それぞれの測定頻度や想定される時間をみてとれるだろう。もちろん、実臨床の場で、このような臨床研究と同じように膨大な人的・時間的コストを投じて臨床査定を行うことは現実的ではない。臨床現場でなせる工夫については、「第 2 章　エビデンスに基づく臨床査定の実践」で紹介する。

4　いつ査定するか？

　ここまで読み進めてくると、およそ察しがつくだろう。臨床査定は、臨床判断と意思決定が必要となるときであれば、**いつでも必要**となる。治療を始めるためには、まずもって患者/クライエントの状態を理解する必要があるので、介入前に臨床査定が必要なことは直感的にわかるだろう。加えて、前

介入前	患者 / クライエントはどのような状態であり、どの介入がよいか？
介入中	患者 / クライエントはどのような状態で、この介入の継続でよいか？
介入後	患者 / クライエントは、期待通りの効果を得たか？さらなる介入が必要か、それはどのような介入か？

図 1-7 臨床査定のタイミング

節「A　なぜ、臨床査定をするのか？」の図 1-2 に示したように、臨床行為は不断の仮説検証のサイクルである。したがって、介入中も、介入後も、臨床査定が必要となる（図 1-7）。

📖 **参考文献**

Barlow, D. H., Durand, V. M., Hofmann, S. G. (2018). *Abnormal Psychology: An Integrative Approach*. 8th ed. Cengage Learning.

Silverman, J. J., Galanter, M., Jackson-Triche, M et al. (2015). The American Psychiatric Association Practice Guidelines for the Psychiatric Evaluation of Adults. *Am J Psychiatry*, 172, 798-802.

Hayes, S. C., Hofmann, S. G. (2018). *Process-Based CBT: The Science and Core Clinical Competencies of Cognitive Behavioral Therapy*. New Harbinger Publications.

Ito, M., Okumura, Y., Horikoshi, M et al. (2016). Japan Unified Protocol Clinical Trial for Depressive and Anxiety Disorders (JUNP study): study protocol for a randomized controlled trial. *BMC Psychiatry*, 16, 71.

Norcross, J. C., Wampold, B. E. (2011). Evidence-based therapy relationships: research conclusions and clinical practices. *Psychotherapy*, 48, 98-102.

Wampold, B. E. (2015). How important are the common factors in psychotherapy? An update. *World Psychiatry*, 14, 270-277.

ビネット③ 「物差し」で測った結果をどのように活用するか？

> 再び、ヤマグチさん（先輩）とオオエさん（後輩）が話をしているようです。

ヤマグチ：久しぶり。最近調子はどう？

オオエ：先生に教えていただいたおかげで、尺度もちゃんと使えるようになったと思います。

ヤマグチ：へぇ、それはよかった。どんなふうに使っているの？

オオエ：折に触れて尺度をとって、どのくらい改善したかを確認しながら治療を進めています。

ヤマグチ：それはいいね。この前の患者さんはどうなってるの？

オオエ：BDI（Beck Depression Inventory：ベック抑うつ質問票）だと介入開始時点（ベースライン）で 28 点だったものが、15 点に改善しました。いい感じですよね。

ヤマグチ：確かに改善しているね。ただ、点数上で言うと、まだちょっと症状が残っている感じだね。患者さんが改善し切らないと感じているのはどういう部分？

オオエ：え、そうですねぇ……。食欲も睡眠もよくなっているんだけどなぁ……。

ヤマグチ：ちょっと BDI をみてみようか？

オオエ：BDI ですか？　えーっと……、これですね。

ヤマグチ：ありがとう。ふーむ……、ああ、なるほどねぇ……。

オオエ：何かわかるんですか？

ヤマグチ：うーん、ちょっとここを見てもらえるかな。性的欲求のところ。ここの点数が高いね。

オオエ：あ、本当だ。患者さん、言ってなかったなあ。

ヤマグチ：まあ、性的な問題ってのはなかなか話しにくいところがあるからね。自己記入式質問紙なら、直接顔を合わせるわけじゃないから、まだ答えやすいという人もいるかもしれないね。

オオエ：なるほど。

ヤマグチ：どうだろう、もしかしたら薬の影響があるかもしれないし、うつ
で自信をなくしていたという心理的な要因があるのかもしれない。そのあ
たりについて話し合ってみてもいいんじゃないかな？

オオエ：そうですね。さっそく次回話題にあげてみたいと思います。うーん、
尺度ってそんなふうに使うこともできたんですね。

ヤマグチ：そうだね。全体の得点をみるだけじゃなくて、項目を細かくみて
いくことで、患者さんが今どういう症状で困っているのかをざっと把握す
ることもできるし、面と向かっては話しづらいような訴えを拾いやすくな
るようなこともあるかもね。

オオエ：ほかにも何か使い方ってありますか？

ヤマグチ：そうだなぁ……。たとえば、臨床試験の話になってしまうけど、
こうした尺度の点数が介入前評価（ベースライン）の半分以下になると「反
応者」と呼んで、その介入に一定の効果があったとみなす、なんていうこ
ともあるね。点数の変化をみて、今の介入を続けていくのか、それとも介
入方法の切り替えを考えていくのかという判断材料の1つにすることもで
きるかもしれないね。とはいえ、点数が半分になったら十分なのかという
話もあって。

オオエ：ああ、そうですよね。患者さんからしたら、だいぶよくなったにし
ても、「まだしんどいぞ！」なんてことはありそうですよね。

ヤマグチ：そうそう。HAM-D（Hamilton Depression Rating Scale：ハミルト
ンうつ病評価尺度）は7点まで下がれば寛解とされているけど、ある研究
報告によると、5点以下まで下がらないと社会機能は十分改善しない
（Romeraら, 2011）ということもあって、「少なくともうつに関しては点数
上も症状が十分改善するまでしっかり介入していくのがいい」という話も
あるみたいだね。それから、自己記入式質問紙と、面接式の尺度だと印象
が違ってくることもあるんだけど。

オオエ：どういうことですか？

ヤマグチ：たとえば、面接式の尺度で詳しく聞いていくとだいぶよくなって
いる印象のある患者さんが、自己記入式質問紙だとまだまだよくなってい
ないなんてことがあって。

オオエ：それってどんな理由が考えられるんですか？

ヤマグチ：色々なことが考えられるとは思うんだけど……、患者さんによっ
　　　ては、セルフモニタリングがあまり得意でなかったり、目標とする基準が
　　　少し高すぎたりなんて可能性もあるかな。ある程度よくなってくると、い
　　　つの間にか自分の最高の状態、何なら以前よりもいい状態というのが目標
　　　になってしまって、最悪のときから比べたらよくなっているはずなのに、
　　　「このくらいじゃよくなってきたとは思えない」なんて感じることもあるみ
　　　たいだね。ただ、もしそうだとしても、患者さんにとっては苦しいと思う
　　　部分が残っているということだから、どういったことで患者さんが自分の
　　　症状を重く評価しているのかを聞いてみて、その後の方針につなげていく
　　　ことが大事だろうね。

オオエ：まさに、尺度を単なる数字としてみるんじゃなくて、「どう活かして
　　　いくか」ということですね。

　ヤマグチさんとの会話を通して、オオエさんは症状評価の活かし方について
さらに学びを深めたようです。漫然と尺度を使うのではなく、尺度は患者/
クライエントの治療に役立てるためにあるという観点を忘れずに、尺度を活
用していく方法を考えていけるとよりよいのではないでしょうか。

　第1章「C 査定のプロセスの基本」では、エビデンスに基づく医療を可能
にするための、系統立った臨床査定の方法について学んでいきます。

C 査定のプロセスの基本

1 臨床査定の前に

関係性を築く

　「治療が必要か？」、「それはどのような治療か？」。それを判断するためには、臨床査定が必要となる。しかし、臨床査定の前に求められることがある。それは何か？　**患者/クライエントに信頼してもらうこと**である。信頼できる医療機関や医療関係者であると、患者/クライエントに思ってもらうことである。患者/クライエントの気持ちや体験を無下にすることなく、困りごとに寄り添って、関心と敬意をもって接してくれる。そう感じてもらえなければ、言葉にするのがむずかしい精神的な側面について、素直に話してくれることはないだろう。どのように治療関係を築いていくかは本書で扱い切れるものではないが、身をもって専門性を伝えることと、敬意と関心をもって丁寧に接する姿勢が求められる。「今、目の前にいる患者/クライエントにとって、自分自身がどのような存在であれば信頼してもらえるだろうか？」。そう考えながら接することが大事である。

説明をして同意を得る

　専門的な支援を受けたことのない患者/クライエントの中には、そもそも臨床査定が必要であるということを知らない人もいる。「こんなに困っているのに、なぜ一刻も早く治療してくれないのだろう？」と不満を募らせる人もいるかもしれない。また、「必要のない検査をして、余計な労力や出費を被らせているのではないか？」と不信感を抱く人もいるかもしれない。そのため、「なぜ、臨床査定が必要か？」、「どのくらいの時間をかけて、どのようなことをするのか？」、「それにはどのくらいの費用がかかるのか？」など、臨床査定に入る前に取り組むことと、その見通しをはっきり伝え、それに対し

て患者/クライエントはどう思うかを確認し、同意を得ることが必要である。その際、「得られた結果をどのように使うか？」、「個人情報はどのように保護されるか？」など、患者/クライエントが心配すると思われることを、どのようなことでも、いつでも質問できることを伝えておくことも大切である（Fisher, 2009）。

2　緊急対応は必要ないか？

　臨床査定は、治療方針を定めるためになされる。支援を求める人に初めて出会うときには、医学的に特に重要なポイントがある。それは、「緊急対応が必要となるような安全面での懸念はないか？」という点である。それは、自傷・自殺や、虐待やドメスティック・バイオレンスを受けているかなどの患者自身に有害な事象が生じる可能性であることもあるし、ほかの人や関係者への加害の可能性であることもあるだろう。また、身体的な症状や疾患が放置されており、適切な医療を受ける必要性が認められるという場合もあるだろう。「心理的な支援よりも優先されるべきことはないか？」という視点を忘れないようにする。

3　心理介入前の臨床査定の3段階と8ステップ

　心理介入前の臨床査定のステップは、大まかには3つの段階ある（図1-8）。

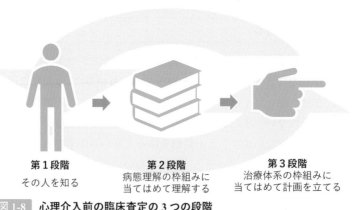

第1段階
その人を知る

第2段階
病態理解の枠組みに
当てはめて理解する

第3段階
治療体系の枠組みに
当てはめて計画を立てる

図1-8　**心理介入前の臨床査定の3つの段階**

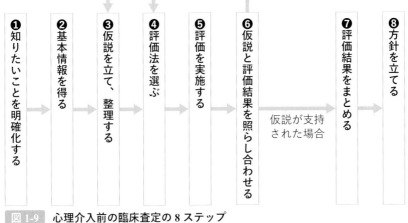

仮説を支持しない結果であった場合

❶ 知りたいことを明確化する → ❷ 基本情報を得る → ❸ 仮説を立て、整理する → ❹ 評価法を選ぶ → ❺ 評価を実施する → ❻ 仮説と評価結果を照らし合わせる → 仮説が支持された場合 → ❼ 評価結果をまとめる → ❽ 方針を立てる

図 1-9　**心理介入前の臨床査定の 8 ステップ**

（Wright, 2020 より改変して作成）

第 1 段階では、その患者/クライエントがどんな人であるかを知る。第 2 段階では、精神医学や臨床心理学などの専門的な観点から、その人を理解しようとする。第 3 段階では、その理解をもとにして、患者/クライエント自身や医療スタッフとそれを共有し、治療方針を立てる。これらは直線的に 1 回のみなされるものではなく、仮説検証の循環を繰り返しながら、その患者/クライエントが医療を必要としなくなるまで続けられる。熟練した臨床家はこの 3 段階を非常に高速で多レイヤーで行っているので、ほとんど同時にこの 3 段階が進んでいくことだろう。仮説検証を通した意思決定を導く臨床判断のプロセスは、本章「A　なぜ、臨床査定をするのか？」の図 1-2 で紹介した通りある。図 1-2 で言えば、この 3 段階のうち、第 2 段階が①～③にあたり、第 3 段階が④にあたるだろう。

　ここで、この 3 段階を臨床現場で実用的な 8 ステップに分けて、具体的な行動として何をすべきかを示したモデルを紹介しよう（図 1-9）（Wright, 2020）。

ステップ❶：知りたいことを明確化する

　このステップは、主に実際に患者/クライエントに会う前から、初めて実際に患者/クライエントに会って主訴を尋ねていく段階である。初めての出会

表 1-5	情報源（インフォーマント）	
文書や記録	・問診票 ・紹介元の医療関係者、紹介状 ・カルテ上の記録（過去の検査記録等も） ・患者/クライエントが自分なりに整理したメモ等	
関係する人	・患者/クライエントのナラティブ・非言語行動 ・家族や友人など周りの人 ・紹介元の医療関係者 ・看護師や受付係など同僚・スタッフ ・患者/クライエントを支える行政関係者（保健師）	

いとなるこの時点では、患者/クライエントへの関心と想像力が大切になる。「この患者/クライエントは一体どのような人だろうか？」、「なぜ、ここに来た（支援を求めた）のか？」、「なぜ、このタイミングなのか？」、「何に困っていて、どうしたいのか？」、「紹介元はどのようなニーズでこちらに紹介したのか？」、「どのような評価が必要となりそうか？」などについて、関心と想像力を働かせ始める。出会う前の情報源は、受付時に記入してもらった問診票や、他機関・施設からの紹介状、前担当者からの申し送り文書などになるだろう。

　その際、情報源（英語で"informant"と言う）も大事である（表 1-5）。患者/クライエント本人から聴取する情報でも、会ったときに話す内容と、そのときの非言語行動（表情や振る舞い等）と、問診票に記入する内容にはギャップがあるかもしれない。患者/クライエント本人が問診票に書いていることと、医師が紹介状に書いていることにずれがあることもある。また、問診票を書いたのが本人ではなく、家族であったことがあとから判明するような場合もある。どんな情報であるかだけでなく、誰からの情報であるかを意識することで、患者/クライエントを取り巻く人物それぞれの見方や、その人間関係を想像できることもある。さしあたって、ある限られた情報から、その患者/クライエントを支援するうえで、「どの情報が大切か？」、「どの情報が足りないか？」などのおおよそのあたりをつけたうえで、患者/クライエントの主訴や語りを丁寧に聞いていく。

　その際、治療関係の開始であることを意識する。臨床家や所属する医療機関・施設そのものを、患者/クライエントの側から査定されていることも忘れ

ないようにする。「この人は信頼できそうか？」、「専門家としてまともだろうか？」、「否定してきたりしないだろうか？」など、様々な不安を抱えているのが自然な心理だろう。自らの悩みごとや傷を他人に話すことは、恐ろしいことでもある。「主訴」という言葉からは、「患者/クライエントが助けを訴えて支援を求めに来ており、医師はその訴えを受け止めればよい」という連想が働きそうである。医療機関・施設を転々として来た患者/クライエントの中には、本当に苦しい部分を話せずに、医療への不信感を抱いている人もいる。もし、こちらが精神医学的に知りたいと思うこと（後述するステップ❷や❸で得たい情報）とは別の話題ばかり患者/クライエントが話し続けるような場合には、「その背景に何があるか？」を想像することが大事ある。

ステップ❷：基本情報を得る——（1）前景と背景の情報

　このステップでは、前面に出てくる患者/クライエントの主訴を聞きつつ、その背景にある基本的な情報を得ていく。実際の臨床行為としては、ステップ❶ですでに主訴や語りの聴取が始まっているので、その聴取がいくぶんか進んで、より深く患者/クライエントにまつわる文脈情報を得ていく段階である。具体的には、「困りごとを抱えながらも、総体として現在どのような生活を送っているのか？（横断的な背景：現在の状況）」、「その困りごとはどのような経過で現在に至っているのか？（縦断的な背景：人生の経過）」を聞きながら、患者/クライエントの状態を立体的に理解しようと試みる。

　図1-10は、主訴や、さしあたって語られた困りごとから推測される問題の

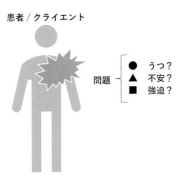

図 1-10　前景情報のみがわかっている状況のイメージ

み、すなわち前景情報のみがわかっている状況のイメージを描いている。

　この前景状況から、現在の生活の状況をあらかた把握できるよう、様々な領域について横断的な背景情報を得ていく。たとえば、「どのような精神・身体の病気や症状を抱えながら、どのような生活習慣を送っているか？」、「プライベートではどのような生活を送っているか？」、「社会的な役割や人間関係はどのようなものか？」、「何に意義を感じ、何を楽しみに生活しているか？」などをおおよそ把握する。患者/クライエントの1日の生活、1週間の生活が何となくイメージできるようになるとよいだろう（図1-11）。

　次に、患者/クライエントにまつわる歴史的な経過についての縦断的な背景情報を得ていく（図1-12）。単に「歴史的な経過」と言っても、注目するポイントがいくつかある。身体、神経、精神の発達段階に着目する場合は「生育歴」や「発達歴」などと呼ばれる。小学校や中学校などでの成績を大まかに尋ねることで、発達的な問題の一端を想像することもできる。身体的な病気や障害、精神的な困難や症状などが、いつどのように始まり、対処され、維持されてきたかが注目される場合は「病歴」と呼ばれる。病歴では、「医療機関を受診する前からどのような経過があったか？」や、「どのような医療を受けて、その結果はどのようなものであったか？」を理解することが大事である。また患者/クライエントによっては、1つの問題だけでなく、様々な問題についての経過を把握することも重要になるだろう。遺伝的な影響に関して知りたい場合は、二親等（両親、祖父母、きょうだい、しまい）までの医学的既往をある程度把握することになる。その際、特に自殺リスクを評価することが重要である。また、どのような家庭環境で育てられたか（例：虐待）や、親/保護者との愛着関係についてもおおよそ知っておくことが重要だろう。「幼少期、児童期、青年期にかけて、どのような社会環境、人間関係、社会的役割（例：部活、仕事）を担ってきたか？」も、のちの心理療法で重要な情報となる。また、大きな影響を与えることとなった生活上のイベントやトラウマティックな体験についても把握する。

　こうした患者/クライエントの歴史的経緯をみていくうえでは、「問題がどのように生じてきたか？」という問題ベースの視点だけでなく、「それがどのように対処されてきたのか？」や、「患者/クライエントの生活を支えてきた強みはどのように育まれてきたのか？」、「患者/クライエントはどんな人生の価値を抱き、どんなふうに生きたいと思ってきたか？」という強みや価値

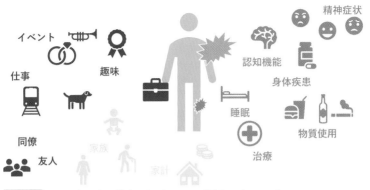

図 1-11 横断的な背景情報がみえてくる状況のイメージ

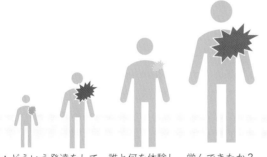

生育歴：どういう発達をして、誰と何を体験し、学んできたか？
病歴：問題状態が、いつどのように始まり、対処され、維持されてきたか？
家族歴：家庭の中でどんな影響を受けてきたか？　遺伝的な要因はどうか？
ポジティブな側面：患者/クライエントの強み、好み、価値などはどう育まれてきたか？

図 1-12 縦断的な背景情報がみえてくる状況のイメージ

ベースの視点も重要である。のちの心理療法において、患者/クライエント自身が活用しやすい資源となるからである。

ステップ❷：基本情報を得る——（2）前景と背景の情報のためのツール

　ここまでステップ❷の大枠を説明してきたが、まだ必要な情報を集めるための項目を網羅できていないので、もう一度整理しよう。その際に役立つのは、米国精神医学会（American Psychiatric Association: APA）による精神科評価の実践ガイドライン（Silvermanら、2015）である。このガイドラインでは、精

表 1-6 **精神科評価で把握すべき情報（APA, 2016）**

精神科基本情報	精神症状（うつ、不安、思考内容と過程、知覚、認知）、トラウマ歴、精神科治療歴、過去と現在の診断、過去の精神科治療（種類、期間、用量）、過去と現在の薬物療法・非薬物療法へのアドヒアランス、過去の精神科治療への反応性、精神科入院歴、精神科救急利用歴
物質使用障害	タバコ、酒、ドラッグ、処方薬、市販薬
自殺リスク	希死念慮、計画、意図、自殺と自傷の既往、関連精神症状、環境因等
攻撃行動リスク	攻撃・精神病的な念慮、既往等
文化要因	通訳の要否、社会環境
医療・健康情報	プライマリ・ケア医の関与、外見、栄養状態、不随意運動、協調動作・歩行、口調、視線、聴力、身体外傷、過去の病歴と入院・治療歴、アレルギー、性、睡眠、服薬情報（サプリメントやハーブも含む）

神科評価で把握すべき情報が整理されている（表 1-6）。これらは医療領域においては必須情報として捉えられる。これらの基礎情報を記入する用紙を用意し、あらかじめ記載してもらうことで、効果的に情報を把握できるだろう。

　次に、精神症状について体系的に確認しておきたいと考える人もいるだろう。その最小限の査定として使えるのは、APA による「精神疾患の診断・統計マニュアル第 5 版（Diagnostic and Statistical Manual of Mental Disorders 5th Edition: DSM-5）」に推奨されている横断的症状尺度である。この尺度は、自己記入式もしくは親/保護者による評価の 2 種類がある。全部で 23 項目の質問に回答することで、主要な精神症状の 13 領域を測定できる。その領域とは、①抑うつ、②怒り、③躁状態、④不安、⑤身体症状、⑥希死念慮、⑦精神症状、⑧睡眠の問題、⑨記憶、⑩反復思考と行動、⑪解離、⑫パーソナリティ機能、⑬物質使用である。それぞれの領域でカットオフ値以上を示す場合、それに関してのより精緻なアセスメント（ステップ❸）に進むとよいだろう。

　日常生活における基本的な健康状態や生活状態を知りたい場合には、世界保健機関・障害評価面接基準（WHODAS 2.0）で整理されている項目を網羅しておくことができる（表 1-7）。これは精神医療やメンタルヘルスケアのみならず、医学や公衆衛生の観点から評価が求められる側面を広く網羅している。WHODAS 2.0 は 6 領域 36 項目で評価する。面接や自己記入式尺度で実

表 1-7	世界保健機関・障害評価面接基準（WHODAS 2.0）
領域 1	**認知**：集中力、記憶力、問題解決、学習、意思の疎通
領域 2	**可動性**：立つ、家の中を動き回る、外出する、長距離を歩く
領域 3	**セルフケア**：排便排尿、着衣、摂食、一人でいること
領域 4	**他者との交流**：対話、健康状態により交流がむずかしくなる可能性
領域 5	**日常活動**：家庭的責任、レジャー、仕事、学校等
領域 6	**社会への参加**：地域社会活動、身辺のバリアや妨害、尊厳の維持

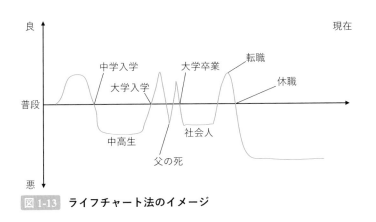

図 1-13 ライフチャート法のイメージ

施できる。12 項目の短縮版もあるが、重要なことは、これらを重要な 6 領域
として臨床家が理解し、目の前の患者/クライエントを知るうえで活用でき
ることである。

　特に重要な精神症状や問題が特定されたら、それに関する病歴を聴取して
いくうえで役立つ方法がある。「ライフチャート法」と呼ばれるもので、もと
もとは躁とうつの病相期を行き来する双極性障害や、うつ病エピソードの経
過を把握するために考案された方法である（Denicoffら、2000、Postら、1988）。
図 1-13 にあるように、精神的に特段の問題がなく過ごせている精神状態を縦
軸の真中に据えて、それより気分の状態が良好あるいはポジティブである
か、それよりも気分の状態が悪化してネガティブであるかを、横軸の時間軸
に応じて、患者/クライエントと振り返りながら評価する。気分の上がり下が
りには、その時期にあった出来事や置かれていた環境や関係性が関わってい

ることが多いため、単に精神症状の経過を知るだけでなく、それに関連する心理－社会－生物的な側面が明らかになることも多い。

ステップ❸：仮説を立て、整理する

　さて、図1-9に示した心理介入前の8ステップに戻ろう。ここまで、ステップ❶で知りたいことを明確化し、ステップ❷で基礎情報を得るところまできた。ステップ❸は、仮説を立て、整理する段階である。ここでは、「どの問題が重要か？」と「どの問題は重要性や優先度が低いか？」を絞っていく。言い換えれば、「この患者/クライエントにとって臨床的に意味のある問題は○○である」というルールインする包含基準と、「この患者/クライエントにとって○○は臨床的には問題ではない」というルールアウトする除外基準を明確にする作業ともいえる。

　臨床的な問題がたった1つだけである、あるいは1つの疾患概念で記述し切れる場合はほとんどないため、最も重要と思われる問題の優先順位を付ける。優先順位は、「この患者/クライエントにとって、最も重要な問題は何か？」、「他の問題に波及しているような、最も中心となる問題は何か？」、「この患者/クライエントにおいて、どの問題が改善されると全体として大きな効果が得られそうか？」といった基準から考慮していく。その際の問題は、評価者/治療者の治療に関する特定のオリエンテーションによるものではなく、各流派や理論を越えた記述であることが望ましい。具体的には、医療領域であれば、精神科診断や精神症状に関する仮説がそれにあたる。つまり、「目の前の患者/クライエントの主診断は何で、追加診断は何か？」ということに関する仮説を立てる作業になる。反対に、「非機能的な認知」、「対人関係上での無意識的な葛藤」などは、特定の介入理論に依拠するローカル言語となるため、患者/クライエント自身や他の医療スタッフと共有する問題の記述にはそぐわない。

　この段階では、問題をルールイン、ルールアウトして整理することが最も重要となる。加えて、その際に本章「A なぜ、臨床査定をするのか？」で紹介した臨床疑問の定式化を用いる癖を付けておくのもよいだろう。すなわち、PICO（Participant/Ploblem、Intervention、Comparison、Outcome）の臨床疑問の定式化を用いて仮説を立てることができる（表1-8）。たとえば、Partici-

表 1-8　臨床疑問の定式化

Participant	この人の主たる問題は〇〇で、
Intervention	〇〇をすると、
Comparison	〇〇（現状の対処）と比べて、
Outcome	〇〇がよくなるか？

表 1-9　問題ごとに仮説を生成する

優先順位	Problem（問題）	Intervention（効果が得られそうな治療）	Comparison［現状の対処（or他の治療選択肢）］	Outcome（効果の指標）
1	社交恐怖	行動実験を含む認知療法	状況回避	LSAS
2	汚染強迫	曝露反応妨害	中和行動	Y-BOCS
3	うつ（特にアンヘドニア）	行動活性化	引きこもり	GRID-HAMD
4	睡眠相後退	睡眠衛生	リラクセーション	睡眠記録

LSAS：リーボヴィッツ社交不安尺度、Y-BOCS：エール・ブラウン強迫観念・強迫行為尺度、GRID-HAMD：GRID ハミルトンうつ病評価尺度。

pant（この患者/クライエントの問題は社交不安症で）、Intervention（認知療法をすると）、Comparison（現在の回避的な対処と比べて）、Outcome（不安とそれに伴う生活障害が改善する）という仮説が立てられる。優先順位で並べた数個の問題のそれぞれについて仮説を生成することができる。表 1-9 に例を示す。このように、PICO の定式化を用いて臨床仮説を整理しておくことにより、その後の介入方法の候補まで考慮に入れながら査定を進めていける。

ステップ❹：評価法を選ぶ

　ステップ❸で問題を特定し臨床仮説を立てたら、Participant および Outcome の見立てが正しいかを確認するための最も適した評価法を選ぶ。臨床査定のための評価法は、面接法、観察法、質問紙法など様々な手法がある（表 1-10）。表 1-10 では評価法を広めに提示しているが、心理療法の対象となる精神症状の問題としては、臨床面接（評価者尺度）や心理尺度（自己記入式）が用いられ

表 1-10 　**様々な評価法から、問題とアウトカムの表現に適した方法を選ぶ**

手法	例（測定ツールや具体的評価の観点）
観察	表情、視線、声、姿勢、話し方
臨床面接（評価者尺度）	メンタルステート検査、半構造化臨床面接 SCID、ADIS
身体検査	血液検査、BMI、バイタルサイン、皮膚（外傷痕）、心肺機能、免疫、感染症
行動査定	CBCL、機能分析、セルフモニタリング
心理尺度（自己記入式）	スクリーニング尺度 PHQ-2、毎週使うような尺度 BDI-II、PHQ-9、ODSIS
性格検査	投影法、パーソナリティ評価票（MMPI）
心理生理査定	脳波、皮膚電位反応、バイオフィードバック
神経心理検査	ベンダーゲシュタルト等
神経画像検査	脳波、機能的磁気共鳴画像、PET 等

SCID：Structured Clinical Interview for DSM、ADIS：不安障害の面接スケジュール、CBLB：子どもの行動チェックリスト、PHQ：こころとからだの質問票、BDI：ベック抑うつ質問票、ODSIS：抑うつの重症度と生活障害の全般尺度、MMIP：ミネソタ多面的人格目録、PET：陽電子放出断層撮影。

るうことが多いだろう。また、評価法は、精神医学的/心理学的評価に限らず、身体医学的評価も視野に入れておく。たとえば、抑うつ状態が甲状腺機能低下症によるものかどうかを鑑別するために、血液検査を他機関・施設で受けてもらうように患者/クライエントに依頼する場合もあるだろう（尾久, 2020）。

　評価法を選ぶのは単純な作業にも思えるが、そう簡単ではない。うつ症状を測る尺度だけでも多くの尺度がある（第 2 章「B 様々な尺度とその活用」参照）。選択の基準としては、目的との一貫性、機能性、実用性、経験則があげられる。目的との一貫性は、知りたいことに最も合致した尺度かどうかである。たとえば、Participant の適格性（包含基準、除外基準）をしっかりと評価したいという目的であれば、臨床研究で用いられているような半構造化面接が最もよいだろう。そこまでコストをかけずとも、簡易的に様々な診断基準を確認したいという場合には、精神疾患簡易構造化面接法（Mini-International Neuropsychiatric Interview: M.I.N.I.）や、DSM-5 の横断的症状尺度や複数のスクリーニング用の自己記入式尺度を用いてもよいかもしれない。問題がある程度明白であり、今後の Outcome を継続的に評価したいという目的ならば、反応性が高く、継続的な査定に適した自己記入式の尺度を用いるのがよいだろう。問題リストの PICO ごとに目的の意味合いは変わってくるだろうから、

それに応じてテスト・バッテリーを組むとよいだろう。たとえば、うつを評価する場合、第三者による評価をしたい場合には GRID ハミルトンうつ病評価尺度（GRID-Hamilton Depression Rating Scale: GRID-HAMD）や Montgomery-Åsberg うつ病評価尺度（Montgomery-Åsberg Depression Rating Scale: MADRS）が必要となり、一般健常群と疫学データを比較したい場合には疫学研究センターうつ病自己評価尺度（Center for Epidemiologic Studies Depression Scale: CES-D）となり、認知行動的な側面を重視して測定したい場合にはベック抑うつ質問票 第 2 版（Beck Depression Inventory: BDI-II）となり、簡易に測定したい場合には PHQ-9（Patient Health Questionnaire-9 item）になるだろう。

　数多ある尺度や検査は、それぞれ目的が異なるだけでなく、品質も異なる。尺度や検査の品質は、信頼性、妥当性、標準化、診断精度、反応性などの様々な観点から評価される（Groth-Marnatら、2016）。本節では、表 1-11 にそれらの観点を簡単に紹介する。様々な観点のうち、前述の「目的は何か？」によって優先される観点が異なってくるだろう。スクリーニング目的であれば診断精度が重要となるし、介入前後の変化を知りたければ反応性が重要となる。また、理論背景が尺度の品質に関わることは直感的に理解しにくいかもしれない。たとえば、心的外傷後ストレス障害（post-traumatic stress disorder: PTSD）は、4 領域 20 項目からなる DSM-5 と、3 領域 6 項目からなる国際疾病分類 第 11 版（International Classification of Diseases 11th ed: ICD-11）とで診断基準が大きく異なる場合もある。うつを測定する尺度でも、尺度ごとに「うつ」をどう捉えるか、その理論背景が異なっている。そのため、どのような診断システムや理論背景を踏まえて尺度が構成されているかも、品質の重要な側面となる。その他の観点については統計的に表現されるものである（本章「ビネット①　なぜ「物差し」が必要か？」参照）。

　目的に即して品質の高い評価法を選べれば最善であるが、多忙な臨床現場ではそんな理想を言っていられない場合もあるだろう。そこで、ルーチンの使用に耐えられるような実用性から評価法を選ぶことになるだろう。実用性は、その評価を行う場合と行わない場合で、あるいは、その評価法と別の評価法とを比較した場合で、「必要な情報量がどれくらい増えるか？」、あるいは「その情報を得ることによるメリットは労力やコストを上回るか？」という観点から検討できる。というのも、評価には様々なコストがかかるからである。たとえば、臨床家が実施や解釈に費やせる時間と労力、患者/クライエ

表 1-11	尺度や検査の品質を評価する様々な観点
理論背景	どの診断体系・理論に基づくか？
信頼性	安定して精度高く測定できるか？
妥当性	標的とする状態を正確に測っているか？
標準化	対象とする母集団の標準データはあるか？
診断精度	誤りなく診断を的中させられるか？
反応性	介入前後の変化を鋭敏に捉えるか？

ントに費やしてもらえる時間、労力、経済コスト、測度を活用するのに必要な教育・訓練コスト、その尺度を購入したり利用したりする際の費用・利用料という労力やコストが生じる。一方で、診療報酬に収載されている尺度とそうでない尺度があり、前者を適切に使用すれば、コストに見合う収益が得られることもあるだろう。また、一般的な心理尺度や検査であれば大きな侵襲性を伴うものはないと考えられるが、心理的・物理的に患者/クライエントを傷つける可能性のあるものであるか否かも考慮するとよいだろう。

　最後に、そしてよく用いられているのは、経験則による評価法の選択だろう。「経験則」と言っても、個人の経験則ではなく、診療ガイドラインや系統的レビューにより推奨されている評価法を選択するという方法である。たとえば、健康アウトカム測度の国際コンソーシアムでは、ゴールドスタンダードとされる面接法と、よく使われる自己記入式尺度が疾患や病態別に推奨されている（https://www.ichom.org/patient-centered-outcome-measures/）。2022年現在であれば、成人のうつと不安、子どものうつと不安、精神病性障害、パーソナリティ障害、アディクション（addiction）、自閉症スペクトラム障害（autism spectrum disorder: ASD）について推奨される尺度がまとめられている。ただし、こうした推奨であっても、よく見ると一部に古い尺度が含まれていたりと、必ずしも最善でない場合もある。本書では、第2章「B　様々な尺度とその活用」において、精神医療における心理介入を考慮するうえでおおよそ推奨されると考えられる評価法をまとめた。

ステップ❺：評価を実施する

この段階は、ステップ❹で選択した評価法を実施する段階である。面接法（例：半構造化面接）による評価を実施する場合には、その評価法に習熟している必要がある。質問紙法を用いる場合にも、患者/クライエントが的確に自身の状態について回答できるように必要に応じて支援する必要があるため、その質問紙がもつ特性などについて熟知していることが望ましい。面接法において、推奨される対応と推奨されない対応について表1-12 にまとめた（Sadockら、2009、Tasmanら、2013）。推奨される対応については、関心と敬意を示すという点はすでに説明した通りである。それ以外の側面としては、保証やノーマライズがある。患者/クライエントによっては、自らの状態を「異常で非倫理的である」などと思い込んでいることがある。そのような場合、医療やケアが必要な状態であり、同様な状態でほかにも多くの人が苦しんでいることを伝えることが役に立つことがある。

推奨されない対応としては、一度に2つのことを聞く質問をしてしまった場合、患者/クライエントの回答がどちらについてのものかわからなくなることがあげられる。また、評価者の早急な思い込みにより「診断基準に該当するはずだ」などと決めつけて聞いていった場合には、そうでないほかの可能性を早々に除外してしまい、患者/クライエントとしても別の重要な話ができなくなることもあるだろう。また、「なぜ？」という質問は禁句というわけではないが、初対面で「なぜ、気分が落ち込むんですか？」などと尋ねられると、患者/クライエントとしては責め立てられているように感じたりして、心を閉ざしてしまうかもしれない。この場合、「なぜ？」よりは、「落ち込むことについて、ご自身はどうお考えですか？」、「何がきっかけで落ち込むことが多いですか？」などと、質問の表現を答えやすいように工夫するとよいだろう。

表1-12 の推奨されない対応のいくつかと重複するが、評価者のバイアスを減らすことも重要である。バイアスとは、情報処理をするうえで、客観性を損なう形の注意や解釈をしてしまう傾向を指す。表1-13 に例を示す。本章「A なぜ、臨床査定をするのか？」で述べたように、人は日常生活では直感的でファストな情報処理をして過ごしており、こうしたバイアスのかかった処理に頼りながら即座に物事を判断している。一方、臨床査定では、スロー

表 1-12　**面接評価において「推奨される・されない」一般的な対応**

推奨される対応	励まし、保証・ノーマライズ、 感情を共感する、非言語で興味や関心を伝える(姿勢、表情)
推奨されない対応	・一度に 2 つのことを聞く(例:「眠れてるか食べれてるかはどうですか?」) ・断定的に聞く(例:「眠れていないですよね?」) ・「なぜ?」と聞く ・患者の発話を無視して別のことを聞く ・患者が言うことを過小評価する ・情報が不十分な段階でアドバイスする ・不適切な非言語行動(あくび、時計を見る等)

表 1-13　**面接評価におけるバイアスの例**

確証バイアス	証拠を得るような聴取のみをする (例:「社交不安症の評価依頼だから、トラウマは関係ないだろう」)
社会的望ましさ	言いにくいことが尋ねられない、語られない (例:「アルコールやセックスについては失礼だから尋ねるのをやめておこう」)
後知恵バイアス	現在の状態から、経過を意味付ける (例:「来院したのだから、これまでもずっと重症だったはず」)
ハロー効果	第一印象が様々な領域の評価に影響する (例:「容姿端麗なので、症状は軽いだろう」)
情報バイアス	情報が多ければ多いほど適切な判断ができると信じる (例:「何もかも細かく聴取せねばならない」)

ここで例にあげているのは、そのバイアスが強い、一般的に不適切な認識例である。

で労力のかかる情報処理を丁寧にこなしていくことが重要である。

　自己記入式尺度であれば、実施が簡易であるため、それほどの留意点はないように思われるかもしれない。しかし、自己記入式尺度であっても、方法を誤るとかなり間違った情報を得てしまうこともある。というのも、評価者としては当然のように当たり前に理解している表現であっても、患者/クライエントとしてはあいまいに捉えていたり、全く違う意味として解釈していることもある。たとえば、PTSD の評価の文脈で「ストレスイベント」という言葉が出てきた場合、評価者としては当然のようにトラウマティックな出来事に関連したストレスを想起するかもしれないが、患者/クライエントは

日々感じているあらゆるストレスとして勘違いして捉えるかもしれない。ま
た、評定肢についての理解が不十分な場合もある。尺度によって評定肢は異
なっており、頻度（ある期間に何回体験したか？）、強度（どれくらいの強さの
体験であったか？）、苦痛度（それによる主観的な苦しさはどれほどだった
か？）のそれぞれの違いを特に考慮せず、何となくの程度の大小で回答して
いる場合もあるかもしれない。また、尺度で問われている期間やタイムスパ
ンを無視してしまい、「この１週間でどのくらいか？」と尋ねられているの
に、「この１年でどのくらいか？」を回答している場合があるかもしれない。

　このような誤解を予防するためにも、最初に尺度に回答する際には、評価
者が読み上げて内容を確認しながら一緒に回答してもらったり、回答してい
る横に評価者がいたりして、少しでもわからなければいつでも質問してもら
うようにするとよいだろう。また、それまで得てきた情報と、自己記入式質
問紙の情報との間にギャップがあるようだったら、それについて患者/クラ
イエントに質問してもよいだろう。そうすることで、それまでに得てきた情
報が修正されることもあるし、患者/クライエントが質問紙に誤解したまま
回答していたことが判明することもある。

ステップ❻：仮説と評価結果を照らし合わせる

　ステップ❺の評価が終わったら、その結果とステップ❸で設定したルール
インおよびルールアウトの基準を照らし合わせ、仮説通りの結果が得られた
かどうかを検証する。もし仮説通りの結果が得られた場合には、ステップ❼
に進む。もし仮説を修正する必要があることが明らかになった場合や、仮説
が誤りであったことが明らかとなった場合はステップ❸に戻り、得られた結
果も踏まえて新たな仮説を生成する。具体的には、「想定していた包含基準に
該当したか？」という観点からルールイン（問題の特定）を行い、「想定してい
た除外基準に該当しなかったか？」という観点からルールアウト（他の可能性
の除外）を行う。これが一度で決まらないことも多いため、治療方針を立てる
ための十分な情報が得られるまで、ステップ❸〜❻を繰り返す。さらには、
介入中に新たな情報を得て、追加的にステップ❸に戻って臨床査定が必要に
なることもある。また場合によっては、ステップ❹（評価法の選択）の段階で
仮説検証にふさわしい評価法を選択できていないこともあるので、そのとき

表1-14	報告書の構成や書き方のポイント
構成	・タイトル／氏名／オーダー内容(仮説)／背景情報 ・実施した尺度やテスト／行動観察／評価結果と解釈／まとめ ・推奨される方針／評価結果のサマリ
書き方	・接続詞を正しく使う／明確かつ簡潔に／程度の主観表現ではなく具体的な行動を記述 ・一文を短く／1つのパラグラフは 1/4 ページ以下 ・略語・専門用語は極力使わない／口語的にしすぎない ・能動態を使う／名詞でなく動詞を使う ・「～ではなかった」ではなく「～であった」の表現 ・時制を明確に使い分ける

はステップ❹に戻り、仮説を検証できる評価法を選択するところから再開する。

ステップ❼：評価結果をまとめる

　治療方針を定めるのに十分な仮説検証ができれば、それまでに集めた結果をまとめる。まとめられた結果は、患者/クライエントと治療者だけでなく、関係する医療スタッフや患者/クライエントの周囲の人にとっても重要や情報となる。そのため、様々な立場の人が読んでも理解できるように、明確かつ簡潔に記述することが重要である。一般的な報告書の構成や書き方の留意点を表1-14にまとめた。詳しくは報告書を作成するうえで参考となる書籍にあたられたい(Schneiderら、2018、八木、2012)。もし評価のみを依頼されていた場合には、依頼元に渡す評価報告書を作成して、介入前の臨床査定を終える。

ステップ❽：方針を立てる

　評価結果をまとめたら、それを用いて患者/クライエントに結果を説明し、その結果から考えうる今後の方針について相談し、協同して意思決定を行っていく。近年の医療においては、患者中心の患者による選択(patient centered, informed patient choice)が重要視されるようになってきた。臨床査定はまさにその中核をなす行為であり、その観点から大まかに方針を立てる手順を示す

表 1-15 臨床査定の結果を伝え、意思決定をする流れ

臨床症状の説明	診断、治療すべき疾病や症状、その程度
候補となる治療の説明	治療の選択肢、各治療のリスクとベネフィット
理解度の確認	患者/クライエント自身の言葉で要約してもらう
懸念事項の確認	心配や偏見がないかを質問して確認する
家族や多職種との共有可否	患者/クライエント自身が望んでいるかを確認する
意向聴取	患者/クライエント自身の希望する治療を聞く
協同して意思決定	専門家としての見解も伝え、合意に至る

と、表 1-15 のようになる。

　臨床査定によってわかったこととして、「治療が必要な状態かどうか？」、「治療が必要な症状や診断はどんなものがあるか？」、「それはどの程度の重症度であるか？」といった点を患者/クライエントに説明する。たとえば、「困っていると仰っていた○○の背景には、○○や○○などが影響している可能性が考えられましたし、それは○○や○○の診断基準に相当する症状のように考えられました。そこで、○○について正確に把握することが重要だと考えて、○○という評価法を用いて調べました。その結果は、○○という得点でした。これまでの研究で、○○点以上だと精神医療による助けが必要と考えられる状態と捉えられます。そのため、これについての治療法を考える必要があります。また、××という問題についても重要だと考えました。しかし、それについては基準となる得点ほどの症状ではないと考えられました。したがって、まずは○○に焦点を当てるのが重要であると考えています。この結果は、ご自身の認識と合っていますか？」といった形で説明する。説明は一方的に終えるのではなく、患者/クライエントがその内容を理解したかを確認する。必要と思われれば、患者/クライエント自身の言葉で要約し直してもらうことで、本人の理解を確認することもできるだろう。

　次に、その診断や症状に対する治療に関するエビデンスを伝える。その際、その治療が有効であるかどうかだけでなく、安全性やコストなどに関する情報も伝える。すなわち、効能だけでなく、経済コスト、労力（例：通院頻度や時間）、侵襲性、副作用の可能性などの情報も含めて伝える。たとえば、「○○に対しては、△△という心理療法と、□□という薬物療法が推奨されてい

ます。どちらもメリットとデメリットがあります。△△という心理療法を受けると、およそ△△％の人が治療後に回復すると報告されています。しかし、△△という心理療法をするには、毎週来院して、1回1時間程度のセッションを16回ほど取り組む必要があります。しかも、△△では毎日練習する課題があり、それに取り組むことが重要です。一方で、□□という薬物療法であれば、2週間に1回程度の来院ですみます。□□を受けた人のうち、□□％の人が回復に至るとされています。平均治療期間は□□です」などという説明となる。口頭ですべて説明するのは時間と労力がかかるし、また正確に理解し記憶することもむずかしいだろう。そのため、推奨される治療についてのパンフレットやウェブサイトなどの補助資料を用いるとよいだろう。治療の選択肢のうち、自機関・施設ですべてを提供できない場合には、適切な紹介先に関する情報も含めて検討材料として提供する必要がある。

　ここまでの説明の中で、わかりにくいことや、心配や、患者/クライエントが思い込んでいる偏見（例：「心理療法を受ける人は心の弱い人間だ」）など、今後の意思決定に影響する側面を確認する。また、臨床上の必要がある場合、得られた情報を他の医療スタッフと共有することの重要性はおそらくどの機関・施設でも自明となっているだろう。しかし、患者/クライエントによっては、情報の共有範囲を限定してほしいと強く希望しているかもしれない（例：性的なオリエンテーション、過去のトラウマティックな出来事の内容、知り合いが同じ職場に勤めている等）。そのため、情報共有の範囲について患者/クライエントの意向を確認する。同じように、家族に状態を知ってもらうことで、理解ある支えが見込まれることもあるだろう。ただし、その一方で「家族にだけは知られたくない」と考えている場合もあるかもしれない。どのタイミングでどのように、誰と情報共有することが患者/クライエントの利益に資するかを共に考える必要がある。

　これまでの内容を踏まえて、最終的に治療方針の意思決定に至る。本章「Aなぜ、臨床査定をするのか？」で紹介したように、エビデンスに基づく医療は、入手可能なエビデンス、患者/クライエントの希望、治療者の専門性のそれぞれを考慮する必要がある。このプロセスでは、支援者と患者/クライエントの双方が認識を共有して、話し合って、双方が納得できる方針を定めていく。こうしたプロセスは「共有意思決定（shared decision making）」と呼ばれ、わが国でもわかりやすい書籍が出版されている。また、支援提供者や患者/ク

ライエントがそのプロセスを評価する尺度も開発されており、これらの項目を確認して、日々の臨床査定が患者/クライエント中心の支援として提供できているのかを確認するのもよいだろう（http://www.patient-als-partner.de/index.php?article_id=20&clang=2/）。

4　心理介入中の臨床査定

　このあとは、共有意思決定のもとで心理療法を実施することとなった場合を想定し、心理療法の実施中にどのように臨床査定を続けるかを説明する。図1-9 に示した通り、これまでの臨床査定は特定の治療理論には依存しない形での、患者/クライエント自身や多職種と共有可能な言葉、すなわち診断や精神症状に関する情報を集めることを主としてきた。この次の手順として、心理療法を進める場合には、取り組む心理療法の種類によってやり方が異なるだろう。たとえば、認知行動療法を始める場合と、精神力動療法を始める場合とでは、患者/クライエントにどう説明し、導入し、その療法の方針を共有していくかが変わってくる。そのため、取り組まれる療法についての、それぞれ専門書を参照して導入を検討する必要があるだろう。ここでは、臨床試験で検証される心理療法のノウハウを臨床の場で実行する際に、どのように進められるかを説明しよう。

　図1-14 に、心理療法と方針を決定したあとの臨床査定の手順を示す。図中のステップ①では、取り組む心理療法のプロトコル（あらかじめ決められた手順）を選択することになる。たとえば、うつ病に対する認知行動療法であったとしても、厚生労働省事業で取りまとめられた対面の個人療法のマニュアルのほかにも、ウェブサイトによる支援を用いるブレンド型の認知行動療法や、感情症に対する診断を越えた治療のための統一プロトコル（Unified Protocol for the transdiagnostic treatment of emotional disorders: UP）など、複数のプロトコルから選択することになるかもしれない。そのプロトコルを選択したら、ステップ②として、そのプロトコルに応じたやり方で事例概念化を行うことが必要となる。この事例概念化は、介入前の8ステップで得た情報をもとに行うことができるだろう。そのようにして整理された個々の事例概念化に合う形で、ステップ③として、介入中の評価法を選択することとなる。たとえば、うつ症状に加えて、不安、怒り、睡眠などの併存する問題の継続的

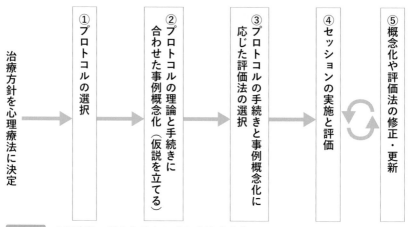

図 1-14　心理療法の導入とそれに応じた臨床査定

表 1-16　心理療法を実施している期間の臨床査定の頻度

主要評価項目の簡易測定	1 セッションごと
重要な副次評価項目	1～4 セッションごと
治療メカニズムの指標	2～4 セッションごと
治療プロセスの指標	1～5 セッションごと
機能分析・セルフモニタリング	介入中のモニタリング用紙などを適宜活用
有害事象の確認	1 セッションごと

な評価が必要となるかもしれない。心理療法が開始されれば、事例概念化の更新に合わせて、必要に応じて臨床査定の内容を変更したり増減したりする。

図 1-5 で説明したように、心理介入を行ううえでは、アウトカムだけでなく、メカニズム、プロセスも重要な臨床査定の一部となる。加えて、介入中のモニタリング用紙など、質的な情報からも有益な情報を得られることが多い。また、臨床研究では有害事象の確認も丁寧に行う。表 1-16 は、心理療法の臨床試験で典型的に測定される頻度や内容を示している。可能であれば、日常診療の場でも同様の測定ができると理想的だろう。

アウトカムについては、主要評価項目となる症状については毎回のセッションで測定されることが多い。回答への負担が大きくなければ、副次評価項目など他の重要な症状についても頻回に測定できると、経過を丁寧にみて

いけるだろう。通常、心理療法のプロトコルには、どのような尺度をどれくらいの頻度で実施すべきかが書かれているだろう。たとえば、PTSDへの認知処理療法では、毎週、PTSDとうつの症状を測定する尺度［PTSDチェックリスト 第5版(PTSD Checklist for DSM-5: PCL-5)とPHQ-9］を測定することが推奨されている［Resickら(著), 伊藤ら(監訳), 2019］。なお、各療法によって、測定された症状が、いつ、どのように下がっていくと仮定されているかが異なることもある。たとえばPTSDに対する認知処理療法であれば、初めの数セッションで回避(PCL-5の項目6、7)から改善してほしく、それによる侵入症状の悪化は想定内(PCL-5の項目1〜5)と考える。もしもそのような情報が出版されている治療マニュアルなどに記載されていない場合は、取り組んでいる心理療法の有効性を検証した論文やプロトコル論文にその情報が記載されているだろう。アウトカムに関連して、有害事象の確認も重要である。有害事象とは、介入との因果は問わず、あらゆる望まれない事象を指す。臨床研究でも有害事象をどれだけコストをかけて測定するかは色々であるが、定期的に確認することで予想外の情報を得られることもある。

　メカニズムやプロセスについても、選択したプロトコルによって重視している側面は様々である。治療メカニズムの指標は、そのプロトコルが理論的に重要としている、介入手技に直接的に関わる概念・スキルである。たとえば行動活性化療法であれば、「行動活性化をどれくらいできて、報酬への感受性を高めたい」と考えるため、それに関連する尺度が重要になるだろう。治療プロセスについても同様で、そのプロコルの実行において重要な心理療法の在り方を確認するために必要である。このプロセスとしては、治療同盟、集団凝集性、共感、愛着スタイルなど様々な変数がある。これらのメカニズムやプロセスは心理療法の実施と密接に関わっているため、各プロトコルに応じて適切な実施が求められる。

5　心理介入後の臨床査定

　心理介入後の臨床査定は、介入前後での変化を確認するのが主たる目的になるため、主にアウトカムに関して、介入前評価(ベースライン)と同じ項目で評価することになる。当初の目的が達成されて、問題としていた症状が改善したとしても、別の問題が残存するようなことがあるかもしれない。その

場合には、介入前に実施したのと同じように、介入後の時点であらためて臨床査定を実施する。それまでの情報を踏まえて、介入前の評価（図 1-9）のステップ❸に戻ることとなる。

⑥　まとめ

　本節では、エビデンスに基づく医療を可能にするための、系統立った臨床査定の方法を紹介した。臨床査定は患者/クライエントと初めて出会ったその瞬間から始まるが、まず患者/クライエントに信頼してもらい、安心して話せる関係性を築くことが重要となる。そのうえで、人として患者/クライエントに関心と敬意をもって相対し、情報を集めていく。何が問題で、何がそうでないかについて、診断システムをはじめとした、患者/クライエントや多職種とコミュニケーション可能な形での情報を収集する。重要と思われる問題についての仮説を立て、置かれている臨床環境を踏まえて最善の評価法を選択し、その結果をまとめる。まとめた情報を患者/クライエントが理解できるように伝えて、問題とそれに対する治療の選択肢を提示し、どの治療に進むかの意思決定を協同して行う。心理療法が始まったのちには、取り組む心理療法プロトコルに応じてアウトカムやメカニズムなどに関する情報を経時的に取得することにより、その進捗を確認しながら進める。介入後に、「当初の治療目的が達成されたか？」、「残存している症状はないか？」、「別の問題が未解決となっていて、さらなる治療が必要ではないか？」についてあらためて仮説を立て、それに応じた評価法を選ぶ。

📖　文献

Denicoff, K. D., Leverich, G. S., Nolen, W. A et al. (2000). Validation of the prospective NIMH-Life-Chart Method (NIMH-LCM-p) for longitudinal assessment of bipolar illness. *Psychol Med*, 30, 1391-1397.

Fisher, C. B. (2009). *Decoding the Ethics Code: A Practical Guide for Psychologists*. 2nd ed. Sage Publications.

Groth-Marnat, G., Wright, A. J. (2016). *Handbook of Psychological Assessment*. 6th ed. Wiley.

Post, R. M., Roy-Byrne, P. P., Uhde, T. W. (1988). Graphic representation of the life course of illness in patients with affective disorder. *Am J Psychiatry*, 145, 844-848.

Resick, P. A et al.（著）, 伊藤正哉, 堀越　勝（監訳）. (2019). トラウマへの認知処理療法: 治療者のための包括手引き. 創元社.

Sadock, B. J., Sadock, V. A., Ruiz, P. (eds). (2009). *Kaplan and Sadock's Comprehensive Textbook of Psychiatry*. 9th ed. Wolters Kluwer Health/Lippincott Williams & Wilkins.

Schneider, W. J., Lichtenberger, E. O., Mather, N et al. (2018). *Essentials of Assessment Report Writing*. 2nd ed. Wiley.

Silverman, J. J., Galanter, M., Jackson-Triche et al. (2015). The American Psychiatric Association Practice Guidelines for the Psychiatric Evaluation of Adults. *Am J Psychiatry*, 172, 798-802.

Tasman, A., Kay, J., Ursano, R. (2013). *The Psychiatric Interview: Evaluation and Diagnosis*. Wiley-Blackwell.

Wright, A. J. (2020). *Conducting Psychological Assessment: A Guide for Practitioners*. 2nd ed. Wiley.

八木亜紀子. (2012). 相談援助職の記録の書き方―短時間で適切な内容を表現するテクニック. 中央法規出版.

尾久守侑. (2020). 精神症状から身体疾患を見抜く. 金芳堂.

査定における倫理・守秘義務

相談室で心理検査を受けた大学生の親から、「息子の心理検査の結果を教えてほしい」と電話があったとしよう。あなたが心理検査の実施者だったらどのように対応するだろうか？ 親は、息子が大学の授業についていけていないのは何か問題があるのではないかと心配して、息子に心理検査を受けるように勧めたのだ。電話の声の様子から、あなたはすぐにでもその心配事をなくしてあげたいと思うかもしれない。それでは、「はい、どうぞ」と結果を渡すのは適切だろうか？

この状況には、多くの臨床家が直面する職業倫理にまつわる問題が潜んでいる。もし心理検査の結果が本人の知らぬ間に親に伝わったとすると、本人は傷つくかもしれないし、裏切られたと思うかもしれない。相談室にクレームを入れるかもしれないし、親との関係にも少なからず影響があるだろう。重大な問題に発展しかねないことばかりである。

心理専門職の職能団体の一つである日本臨床心理士資格認定協会は、「臨床心理士倫理綱領」を定めており、その第3条には、情報の取り扱いに関して次のように書いてある。

「臨床業務従事中に知り得た事項に関しては、専門家としての判断のもとに必要と認めた以外の内容を他に漏らしてはならない。また、事例や

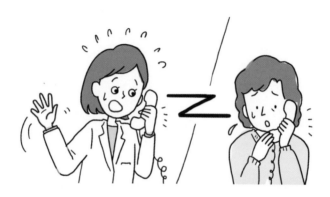

研究の公表に際して特定個人の資料を用いる場合には、来談者の秘密を保護する責任をもたなくてはならない。」

つまり、臨床心理士には「来談者の秘密を保護する責任」があるのだ。ただし、守秘義務違反に当たらない場合があり、自傷他害の恐れや虐待は機密保持の例外として扱う。

医師の場合は「医の倫理綱領」によって仕事のなかで倫理的な要請を受けるだけでなく、医師法によって、その治療活動も法的な枠組みを超えないように規制されている（鑪, 2018）。もし法的な枠に従わなければ、法律によって制裁や処罰が与えられる。この点は、国家資格としての看護師も精神保健福祉士も、弁護士も、その他の国家資格をもっている職業も同じである。こうした倫理的問題は自分だけの問題ではなく、職種全体への信用も崩れ去りかねないことも心に留めておきたい。

対応について検討するときには、倫理の観点からどのような問題があるのかを考える習慣をつけておくとよいだろう。日々の臨床で迷う場面はたくさん出てくるかもしれない。しかも状況はいつも同じとはかぎらない。むしろ少しずつ違うと想定しておいたほうがよいだろう。1人で判断するには心もとない場合もある。そこで、日頃から職業倫理に関する文献を調べたり、気になる箇所はうやむやにせず話し合う機会をもつことが大切である。もちろん、そのようなときにも守秘義務や秘密保持に気をつけたい。心理検査のデータは重要度の高い個人情報であることから、扱いに注意すべきという点はいつも念頭に置いておく必要がある。査定だけでなく、心理療法をしている内容にも同じことが言える。

📖　**参考文献**

金沢吉展.(2006). 臨床心理学の倫理を学ぶ. 東京大学出版会.

鑪　幹八郎, 名島潤慈.(2018). 心理臨床家の手引き. 第4版. 誠信書房.

日本臨床心理士資格認定協会.(2021). 臨床心理士倫理綱領.
　　http://fjcbcp.or.jp/wp/wp-content/uploads/2014/03/rinrikoryo_2021.pdf　（最終閲覧日：2023年1月5日）

日本心理臨床学会.(2016). 倫理綱領.
　　https://www.ajcp.info/pdf/rules/014_rules_511.pdf　（最終閲覧日：2023年1月5日）

公認心理師法［公布2015（平成27）年, 最終改正2019（令和元）年］.
　　https://www.mhlw.go.jp/web/t_doc?dataId=80ab4905&dataType=0&pageNo=1　（最終閲覧日：2023年1月5日）

日本医師会.(2016). 医師の職業倫理指針. 第3版.

https://www.med.or.jp/dl-med/teireikaiken/20161012_2.pdf　（最終閲覧日：2023 年 1 月 5 日）

日本看護協会.(2021).看護職の倫理綱領.

https://www.nurse.or.jp/nursing/practice/rinri/pdf/code_of_ethics.pdf　（最終閲覧日：2023 年 1 月 5 日）

江本秀斗.(2018).ヒポクラテスと医の倫理.医の倫理の基礎知識 2018 年版.

https://www.med.or.jp/dl-med/doctor/member/kiso/a06.pdf　（最終閲覧日：2023 年 8 月 31 日）

American Nurses Association. Florence Nightingale Pledge.

https://web.archive.org/web/20160821201152/http:/nursingworld.org/FunctionalMenuCategories/AboutANA/WhereWeComeFrom/FlorenceNightingalePledge.aspx　（最終閲覧日：2023 年 8 月 31 日）

日本心理臨床学会.倫理綱領(最近改正：2016 年 3 月 27 日).

https://www.ajcp.info/pdf/rules/0501_rules.pdf　（最終閲覧日：2023 年 8 月 31 日）

第2章

エビデンスに基づく
臨床査定の実践

ビネット④ 他院の先生との連携のカギは「尺度」!?

> クリニックのケースカンファレンスで、ヤマグチさん(先輩)とオオエさん(後輩)が話し合っています。

ヤマグチ：久しぶり。最近調子はどう？

オオエ：いくつか方針を決めかねているケースがあって、今日のカンファレンスで検討していただきたいと思っています。

ヤマグチ：それでは、今日はそのケースから検討しよう。

オオエ：はい。相談したいケースというのは、学生生活でかなり苦労している学生で、話を聞いていくと、どうやら不注意傾向が関わっている可能性があるんです。提携している病院につなげたほうがいいか決めかねています。

ヤマグチ：その学生を病院につなげたほうが適切と考えたのは、面接の感触から？

オオエ：まあ、そうですね。面接を申し込んできたので日程を決めたんですけど、当日時間になっても現れなくて、「すいません、忘れてました……」と。日をあらためて学生に会ってみると、授業についていけない科目が複数出始めて困っているようなんです。しかも毎年そんな具合で最近はすっかり自信をなくしてしまって、相談できる友人もいなくて、学生生活が苦痛で仕方なくて、「もう大学辞めようかな」とつぶやいていて。それで、一度病院で精査してもらったほうがいいと思ったんです。

ヤマグチ：なるほど。本人の訴えをしっかり聴取して、具体的にどういう問題が出ているか確認したんだね。これまでに何か尺度はとっている？

オオエ：尺度ですか……。いえ、特に。

ヤマグチ：そうか、とってみるといいよ。なぜかっていうと……、たとえば、肥満気味で食生活から改善したい患者さんがいたとしよう。患者さんを他院の医師に紹介して、食事療法や運動療法を依頼するときに、君が紹介先の医師だったらどんな情報を提供してほしいだろう？

オオエ：そうですね。身長、体重、BMIですかね。あとは普段どんな食生活をしているか？　健康診断で引っかかったことはないかも知りたいかなぁ。

ヤマグチ：うん、そうだね。それに加えて、コレステロール値などの血液検査のデータがあると、どう？

オオエ：えーと……。BMIがわかれば「肥満」かどうか判断できると思いますけど、それに加えて血液検査の結果があると……。そうか、客観的な数値のデータがあれば、どこに問題があって、基準からどれくらい外れているかということもわかりますね。そうすると、食事療法の具体的なプランも立てられると思います。

ヤマグチ：そうだね。そうやって考えてみると、今回のケースは不注意傾向がみられるので、ASRS［Adult ADHD Self-Report Scale：成人期のADHD（注意欠如・多動症）自己記入式スクリーニング］という尺度をとってみるといいかもしれない。

オオエ：ASRSですか、初めて聞きました。調べてみます。

ヤマグチ：（尺度を見せながら）ほら、これだよ。本人に説明して同意を得てやってもらうといいよ。あとは知的にどうかも気になるよね。知能検査はとった？

オオエ：いえ、これまで検査は特にしてません。

ヤマグチ：WAIS-IV (Wechsler Adult Intelligence Scale 4th ed：ウェクスラー成人知能検査 第4版)をとってみるといいんじゃないかな？　授業についていけていないというのがどういうところからきているのか検討するのに、もう少し情報があるといいよね。

オオエ：そう言われればそうですね。さっそく次回本人に話してみます。

ヤマグチ：そうだね。きちんと説明をして、検査をして、それでまた本人と話し合ってみたらどうかな。

　ヤマグチさんとのやりとりを通して、オオエさんは他機関との連携という方針を検討するにあたり、尺度を使う意義について、理解を深めることができたようです。主訴やその経過の記述だけに頼るのではなく、尺度を用いて客観的な数値のデータを得ることが、より円滑な連携や症例の理解につながるのではないでしょうか。

　本章「A 査定のプロセス」では、事例を通して、客観的な数値のデータをどのように実践に活かしていくか、尺度の導入や結果の伝えかたを含めて、より深く学んでいきます。

📖 **参考文献**

Kessler, R.C., Adler, L., Ames, M et al. (2005). The World Health Organization Adult ADHD Self-Report Scale (ASRS): a short screening scale for use in the general population. *Psychol Med*, 35, 245-256.

武田俊信. (2013). おとなの ADHD の心理学的評価. 精神科治療学, 28, 163-170.

A 査定のプロセス

　本節では、第1章で説明した査定のプロセスを、事例を通して実践的に理解する。次のステップに進むべきか？　戻るべきか？　立ち止まるべきか？　何を手がかりに、どのように考え、判断するべきか？　臨床査定で取得されるデータは客観的で実証的であるが、仮説を立て、発展させ、それらの仮説が支持されるか否かを検討し結論を出すプロセスは、臨床家の理論的知識や理解、経験、訓練による（Wright, 2020）。意識しているにせよ、意識していないにせよ、臨床家の一つひとつの行為の背後には意思決定がある。本節では、症状評価の場面を再生しては一時停止し、また再生しては一時停止するような形で、一つひとつの場面を丁寧にみていく。そのようにして、評価者の頭の中を可視化し、査定の実際を疑似体験してもらえたらと思う。読者には、事例に登場する評価者になったつもりで読み進めていただきたい。

　実際の臨床現場では、査定が図 2-1 のように左から右へ直線的に進むことは少ないかもしれない。むしろ、ステップを行ったり来たりしながら進めて

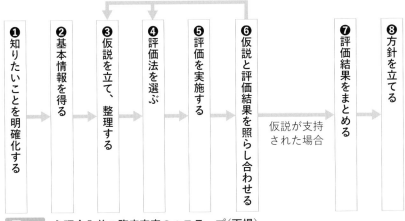

図 2-1　**心理介入前の臨床査定の 8 ステップ（再掲）**

（Wright, 2020 より改変して作成）

いくだろう。

　本節では、①仮説検証のステップを段階的に進む場合、②仮説検証を繰り返す場合、③臨床試験での症状評価の 3 つの実践例を取り上げる。いずれも架空事例である。

臨床現場での実践例①：仮説検証のステップを段階的に進む場合

> 心理士のオオエさんは、うつ・不安に対する認知行動療法の専門家としてクリニックで週3日働いている。ある日、医師から「認知行動療法をお願いしたい患者がいるので査定をしてほしい」という依頼を受けた。患者のAさんは30代の女性で、薬物療法ではなく認知行動療法を希望している。

1 心理介入前の臨床査定の8ステップ

ステップ❶：知りたいことを明確化する

　ステップ❶は、査定の依頼主（元）の問い合わせや知りたいことを明確にする、いわゆる「依頼を受けた」段階を指す。このステップでは、「査定を依頼した紹介者が何を知りたいのか？」、「何に活用しようと考えているのか？」を明確にする必要がある。患者Aさんは自らクリニックを受診した。このように本人が直接来談することもあれば、他の機関・施設から紹介されてくることもあるだろう。後者の場合は、紹介元のニーズを把握する必要がある。

　このクリニックの医師はAさんの診察後、クリニックのスタッフである心理士のオオエさんにSCID-5（Structured Clinical Interview for DSM-5）（第1章「C 査定のプロセスの基本」参照）を用いた査定を依頼し、その結果を踏まえて認知行動療法を導入してほしいと伝えた。この主治医は、比較可能なエビデンスのある尺度を使うことの重要性を日頃からクリニックのスタッフに説明している。スタッフたちもそのことを十分に理解しており、オオエさんはまずAさんの主訴を聞き取り、「診断」を検討するためにSCIDを使うことにした。

ステップ❷：基本情報を得る

　ステップ❷では、主訴（前景情報）を文脈（横断的背景：現在の状況、縦断的背景：人生の経過）に落とし込んで理解していく。心理士のオオエさんは初回面接の準備のため、主治医の初診のカルテを確認している。患者 A さんは「会社に行くことを考えると気が重い。意欲がわかない」と訴えて当クリニックを受診したこと、A さんの抑うつ状態は 4 か月前から認められ、現在はとてもひどかったときより状態は安定しているが、意欲低下や疲労感の症状が続いていることがわかった。

初回面接前の準備

心理士オオエ：[頭の中で考える] 会社で何があったのだろうか？　意欲の低下、疲れやすい、抑うつ状態……、うつ病の症状がみられるようだ。抑うつ状態が認められたのが「4 か月前から」とあるが、当時何らかのきっかけがあったのか本人に聞いてみよう。それから、DSM-5（Diagnostic and Statistical Manual of Mental Disorders 5th ed：精神疾患の診断・統計マニュアル 第 5 版）でうつ病が該当するのか、ほかにも該当する疾患があるか検討するために、SCID で詳しく聞いていこう。

初回面接の導入

心理士オオエ：こんにちは。本日担当する心理士のオオエです。よろしくお願いします。初めに今日どんなふうに時間を使うか説明します。今から大体 60 分くらいで症状評価を行い、認知行動療法が A さんのお役に立てるか確認していきます。具体的に何をするかと言いますと、今どんなことでお困りかお聞きして、その後に気分の落ち込みや不安、そのようなときに出てくる様々な症状についてお伺いします。このような進め方でよろしいですか？　あるいは、本当は緊急で相談したいこととか、何より大事だと思っていて、話したいと思っているようなことはありますか？　**【挨拶、臨床査定の目的・手続き・内容を説明してから始める】**

患者 A：いえ、特にないです。

初回面接における概観の聞き取り

心理士オオエ：面接中でも気になることや質問があればいつでも教えてください。今どんなことでお困りか、5〜10分くらいでお伺いしていきます。Aさんが先日医師の診察を受けたときのカルテに目を通していますので、そこで話された内容は把握しているのですが、Aさんご自身の言葉でお話いただきたいと思います。どんなことでお困りかお話しいただけますか？【**初めは、患者の主訴についてできるだけ自由に話してもらう**】

患者A：（ぽつりぽつりと話し始める）はい……。会社に行くことを考えるとすごく気が重くなってしまい、上司からこちらを勧められて来ました。関わっていたプロジェクトのプレゼンで大きなミスをしてしまって……。それから憂うつな気分が続いていて……。長い期間かけて社内の皆で一生懸命仕上げてきた重要なプロジェクトだったので、皆に迷惑をかけてしまいました。申しわけない気持ちでいっぱいです。あとは、「書類はきちんと作れたかな？」と気になって確認することが多くなり、それに時間がかかって疲れてしまいます。何かとため息をつくことが増えました。（「はぁっ」とため息をつく）。

心理士オオエ：そうでしたか、それはとても苦しいですね。自分がしてしまったミスのせいで皆に大変な迷惑をかけたと考えると、ひどく落ち込んでしまう。それに疲れやすいと何かをするのもなかなか辛いですね。【**共感的理解を示し、評価者の理解を確認するために要約する**】何をするのも億劫で、何とか会社に行っていて……。家事など普段の生活はどうしていらっしゃいますか？

患者A：はい。夫と二人暮らしで、夫の両親が近くに住んでいます。家事は、掃除とか洗濯は夫と分担して何とかできていて、食事も夫の両親がときどき手伝いにきてくれるので助かっています。

心理士オオエ：ええ、お互いに助け合いながらなさっていると。これまでお聞きしたところでは、気が重くて憂うつ、疲れやすい、……ほかにも困っていることはありますか？

患者A：あとは、楽しいことがないことです。

心理士オオエ：ええ、具体的に教えてもらえますか？

患者A：前は美術館めぐりが好きで週末によく行っていたんです。あとは、

昔から友だちとテニスをやっていたのですが、最近はそんな気もしなくて、家でテレビ観戦するくらいです……。テレビを観ていて楽しいかというと、テレビの画面をぼーっと眺めているといったほうが近いかもしれません。色々考えて 1 日が長く感じます。夜寝ようとしても会社のことをぐるぐる考えてしまって寝付けないんです。そう、寝付けないし、朝起きたときにぐっすり寝た気がしないんです。

心理士オオエ：なるほど。以前趣味で楽しんでいた活動にも気が向かなかったり、日中に色々考えて、夜寝る前にも考えてしまって寝れないし、なかなか辛い状況だと思うのですが、いつ頃からですか？　**【現在症の経過に話を移す】**

患者 A：会社のプロジェクトで大きなミスをした頃からです。それ以降調子悪くなって、朝起きて会社に行くことを考えると気が重くなってしまって。それでも 2 か月くらいは何とかなっていたのですが、なかなかよくならなくて。それで……上司が心配して電話をくれて、こちらの受診を勧められました。夫が心配して今日ついてきてくれました。

心理士オオエ：今が 12 月ですから、8 月頃にプレゼンがあって、そこから気分が落ち込んで、調子を崩して、10 月頃までは何とかやってこられて、その後調子はどうですか？

患者 A：家にいて何もしていないときにふとプレゼンのときのことを思い出しちゃって、余計に辛くなります。そこからあまり変化はないですね。

心理士オオエ：仕事から帰ってきても思い出してしまって、症状としては、上がってきたり休めていたりする感じがしないまま今に至るのですね。プレゼンより前は問題なく過ごしていましたか？　それとも別のストレスがありましたか？

患者 A：いえ、特には。

心理士オオエ：ここまで最近の様子を伺ってきました。次に、ライフチャートを使って、これまでお困りだったことがあるかお聞きしていきます。**【ライフチャートで人生全体の調子の浮き沈みを確認する】**

患者 A：（記入する）

1）ライフチャートの活用

　「縦断的背景：人生の経過」を得る際には、人生全体の調子の浮き沈みを視

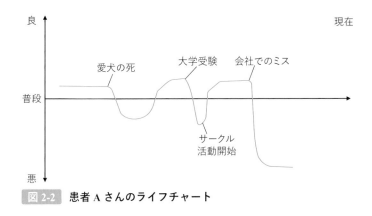

図 2-2　患者 A さんのライフチャート

覚化するライフチャートが役に立つ。図 2-2 は、A さんに書いてもらったライフチャートである。患者とやりとりしながら、凸凹の確認、折々のライフイベント、主訴の現病歴、大うつ病エピソードの反復、ベースライン（精神的に特段の問題がなく過ごせている状態）の確認を大まかにしておくとよい。

　オオエさんが A さんと一緒にライフチャートをみながら確認していくと、以下のことがわかった。

・幼少期は特に問題なく過ごしていた。
・15 歳頃に少し下がっているのは、飼っていた犬が死んだとき。とても可愛がっていたのでショックだった。
・大学受験のときに再び少し下がっている。その後、大学ではテニスサークルで友達がたくさんできて、夢中になって打ち込んでいた。
・精神科受診は今回が初めて。

2)初回面接を終えて

　心理士のオオエさんは患者 A さんの話を共感的に聞きながら、ほかにも自傷他害など一般的に聴取する情報についても聞き、優先される治療の順番を判断するための基本的な情報を得ることにした。このクリニックでは時間的な制約もあることから、スクリーニング用の質問票を用いて、米国精神医学会（American Psychiatric Association: APA）のガイドラインに準ずる情報をチェックしている。A さんに回答してもらった内容を確認すると、以下のことがわかった。

・タバコは吸わない。薬物乱用もない。

・自殺について積極的に考えることはない。

・同胞なし。日本で生まれ育ち、発達の問題を指摘されたことはない。

・これまでに身体の病気や大きな外傷を負ったことはない。

　このように、縦断的背景情報と横断的背景情報を踏まえて主訴を理解していく。情報を得るために、本人のナラティブ(narrative)や非言語行動以外の情報も活用する。たとえば、家族や友人などサポートしてくれる人、本人なりに整理されたメモ、問診票、依頼元の医療関係者、紹介状、カルテ(過去の検査記録等も)などである。

ステップ❸：仮説を立て、整理する

　第1章「C　査定のプロセスの基本」で述べたように、ステップ❸では、「目の前の患者/クライエントの主診断は何で、追加診断は何か？」(どの問題は問題ではないか？)ということに関する仮説を立てる作業を行う。心理士のオオエさんは、ステップ❷までに収集した情報をPICO(表2-1)に当てはめて整理することにした。

　PICOは、主に臨床研究の文脈において臨床疑問を定式化するための方法の1つである(第1章「C　査定のプロセスの基本」参照)。臨床査定も仮説検証モデルに基づく手続きであり、応用することで、シンプルに整理することができる。

　オオエさんは、第1段階の「P(主たる問題)」の候補をあげ終わり、"P"に関する仮説を生成した。ステップ❷までに得られた情報から次のように考え、"P"は「うつ病」であると仮定し、PICOで整理した(表2-2)。

・仕事中に確認することが増えたのは、直近のミスと関連した現実的な心配、または抑うつ症状の一種である集中困難の結果として理解できそうである。

表 2-1 **臨床疑問の定式化**

Patient	○○に困っている患者に対して、
Intervention	××という治療法を実施すると、
Comparison	現状の対処を続けるよりも、
Outcome	△△という指標において改善が示される

表 2-2	臨床疑問の定式化の一例
Patient	うつ病で苦しむ患者に対して、
Intervention	うつに対する認知行動療法を実施すると、
Comparison	現状の対処を続けるよりも、
Outcome	うつとそれに伴う生活障害が改善される

・「仕事でのミス」という明確なストレス因があるので、適応障害が疑われる。同時に、うつ病の診断基準も満たす可能性が高いので、うつ病として考える。

ステップ❹：評価法を選ぶ

評価者である心理士のオオエさんは、ステップ❸で設定した仮説「P（うつ病）」の基準を満たすか確認するために、評価法を選ぶことにした。うつ病の尺度は、評価者による尺度から自己記入式の尺度まで数多く存在する（本章「B 様々な尺度とその活用」参照）。今回は医師から SCID-5 を実施するよう指示が出ていたため、オオエさんは SCID-5 を実施することにした。

SCID-5 とは、"Structured Clinical Interview for DSM-5" の略称で、APA による精神疾患の診断基準である DSM-5 に基づき、患者が訴える症状が基準に該当するかどうかを検討するための構造化面接である。

「O（アウトカム）」の設定の一例を表 2-3 に示す。オオエさんは、うつ病の重症度を測定するために、評定者による面接式尺度であるハミルトンうつ病評価尺度（Hamilton Depression Rating Scale: HAM-D）を用いることにした。加えて、認知行動療法の最中に継続的に査定を行うために、自己記入式の簡易抑うつ症状尺度（Quick Inventory of Depressive Symptomatology: QIDS）を用いることにした。

ステップ❺：評価を実施する

心理士のオオエさんは、SCID-5 のうつのモジュールを開き、聞き取りを行うことにした。オオエさんはこれまでに SCID-5 を研修やトレーニングで 20 症例ほど経験しており、評価法に習熟している。SCID-5 で聞いていくと、患

表 2-3	最初の臨床査定の一例
精神科診断	・SCID-5（半構造化面接）
うつ病の重症度評価	・GRID-HAMD（半構造化面接） ・BDI-II/ QIDS（自己記入式尺度）

SCID-5：Structured Clinical Interview for DSM-5、GRID-HAMD：GRID ハミルトンうつ病評価尺度、BDI-II：ベック抑うつ質問票 第 2 版、QIDS：簡易抑うつ症状尺度。

者 A さんは過去 1 か月間に抑うつ気分と興味関心の減退を経験していることがわかった。さらに、過去 1 か月の間の「最悪の 2 週間」について症状を詳しく確認していくと、睡眠の問題（入眠困難、浅眠）、仕事上の集中困難、疲れやすさ、罪責感を経験していた。DSM-5 における基準を満たすようであった。そのほか、以下のことが確認された。

・躁病/軽躁病/混合状態を示唆するエピソードはなし。

・妄想/幻覚を示唆するエピソードはなし。

・物質使用/医学的疾患なし。

　そこで次に、オオエさんはうつ病の重症度を測定するために GRID ハミルトンうつ病評価尺度（GRID-Hamilton Depression Rating Scale: GRID-HAMD）を実施した。以下は、GRID-HAMD の項目 1（抑うつ気分）に従って評価を進めている中でのやりとりである。【　】内は GRID-HAMD でのインストラクションに関連した評価プロセスを示している。

心理士オオエ（評価者）：さっそくなんですけど、元気だった頃と比べて、この 1 週間、先週の金曜から今日にかけての気分はいかがですか？　**【過去 1 週間の気分について質問】**

患者 A：少し落ちてますね。

心理士オオエ：少し落ちている。たとえば、気持ちが沈み込んだ感じがありますか？　**【症状の程度について追加質問：気持ちが沈み込む】**

患者 A：あぁ、それはありますね。

心理士オオエ：憂うつになったりとかは？　**【追加質問：憂うつ】**

患者 A：ええ、憂うつです。

心理士オオエ：同じように、この 1 週間、悲しくなるようなこともありましたか？　**【追加質問：悲しみ】**

患者Ａ：うーん、悲しくなる……。少しあったかな？　でも号泣するとかは
　　なかったです。

心理士オオエ：同じくこの１週間、絶望的な気分になったとかは？　**【追加質**
　　問：絶望的な気分】

患者Ａ：「絶望的」というほどではなかったです。この１週間は先のことが気
　　になっていました。「いつ仕事に戻れるのかな？」とか、「私、うつっぽい
　　みたいだけど治るのかな？」とか、そんな感じです。

心理士オオエ：なるほど。そうすると、同じくこの１週間に「自分が無力で
　　もう何もできない」、そう感じることはありましたか？　**【追加質問：無力**
　　感】

患者Ａ：いえ、「何もできない」という感じではなかったです。家事をやって
　　いましたし。

心理士オオエ：人によっては「自分なんか価値がない」なんて思ってしまう
　　こともあるんですけど、Ａさんの場合はそういったことはありましたか？
　　【追加質問：価値がない】

患者Ａ：「価値がない」っていうのかわかりませんけど、友達とかけっこう会
　　社でバリバリ働いていたりするので、そういう人たちと比べるとやはり焦
　　りますね。

心理士オオエ：そうなんですね。そうすると、今お話しいただいたところで
　　は、気持ちが沈み込んだり、憂うつだったり、少し悲しかったり、この先
　　のことを考えて焦りを感じたりしていたのですね。そういう苦しい気持ち
　　は、どのくらい強く感じていらっしゃったんでしょう？　**【これまで話さ**
　　れた気持ちの強さについて質問】

患者Ａ：少しだと思いますね。うっすらある感じです。

心理士オオエ：少しなんですね。そういう気持ちってどれくらい前から続い
　　ていますか？　**【いつ頃から続いているか】**

患者Ａ：どれくらい前でしょう……。会社のプロジェクトでプレゼンしたと
　　きに、上司にけっこう叱責されたんですよね。で、それ以来、調子が悪く
　　なってきて、でまあ病院にかかったあとぐらいからですかね。そこからお
　　医者さんに「ちょっと休んだら」って言われて休職してるんですけど、一
　　向によくならないので、10月とか、それくらいからですかね。

心理士オオエ：それまでは特別そういったことは感じてはいなかった。

患者Ａ：「ちょっと休めば戻れるんじゃないか？」とか、けっこう楽観的に考えていました。

心理士オオエ：「以前とはまたちょっと違う感じ」ってことですね、わかりました。それから将来のこともさっき少し仰ってましたね。「この先仕事に戻れるのかな？」っていう感じですかね？　先ほど「少し悲しくなった」と仰ってましたけど、同じくこの１週間、実際に泣けてくるようなことはありましたか？　【すでに語られた内容についての確認。追加質問：泣く】

患者Ａ：どうだろう……？　涙ぐむことはなかったかな。実際に泣けちゃうっていうところまではいかないですね。

心理士オオエ：では、もう少し教えていただきたいんですけど、先ほど「仕事に戻れるのかな？」っていうようなことも仰っていましたけど、なんかこう、多少は「何とかなるかな？」と思えているのか、それとも「もう全くどうしようもない、絶望的だ」っていう感じのどちらに近いですか？【追加質問：絶望感の程度】

患者Ａ：「全くどうしようもない」とか、そこまでは思わないですね。

心理士オオエ：わかりました。今色々お聞かせいただいたんですけど、そうすると、そういう気持ちの落ち込みだったり憂うつだったり、「この先についてよく考えられない」というようなことは、この１週間、先週の金曜から今日にかけてでは何日くらい感じたり考えたりしましたか？　【症状の頻度】

患者Ａ：先週の金曜日からですよね……。まあ、週の半分くらいはそうでしたかね。

心理士オオエ：そうすると、3、4 日くらい。

患者Ａ：そうですね。

心理士オオエ：3 日よりは多そうですか？

患者Ａ：3 日よりは多いと思います、はい。

心理士オオエ：わかりました。　【GRID-HAMD の項目 2（罪責感）に進む】

　評価者である心理士のオオエさんが患者 A さんに GRID-HAMD の続きの項目もすべて実施した結果、合計得点は 11 点であり、重症度は「軽症」の範囲であると解釈された。

ステップ❻：仮説と評価結果を照らし合わせる

　主治医による診察、患者 A さんによる訴え、SCID-5 による聞き取りの結果、A さんの症状はうつ病の基準を満たし、GRID-HAMD の結果から重症度は「軽症」の範囲であり、他の可能性は除外された。そこでステップ❼へ進むことにした。仮説検証はトライアンドエラーである。もしこの時点で、ステップ❸で立てた仮説を支持しない結果が得られた場合は、ステップ❷に戻って情報を集めることになる。

　本章「B 様々な尺度とその活用」で紹介するように、評価尺度には様々な種類がある。それぞれにメリット（長所）とデメリット（短所）があることを理解し、何のため/誰のためにその尺度を使用するのかを意識することが重要である。

ステップ❼：評価結果をまとめる

　心理士のオオエさんは、これまで聞き取ったデータを集約し、結果をまとめている。主治医、クリニックの医療スタッフに伝えることを想定し、表 2-4 のように整理した。

ステップ❽：方針を立てる

　心理士のオオエさんは、査定からわかったことを主治医に報告した。主治医は認知行動療法もしくは心理教育と、経過観察の方針をオオエさんに伝えた。後日、オオエさんは患者 A さんに方針を説明し、相談することにした。
　以下は、そのやりとりの一部である。

心理士オオエ：「困っている」と仰っていた「会社に行くことを考えると気が重い。意欲がわかない」などの症状は、うつ病の基準に相当する症状のように考えられました。そこで、うつ病について正確に把握することが重要だと考えて、SCID と GRID-HAMD という評価法を用いて調べました。その結果、SCID ではうつ病の基準を満たすこと、また GRID-HAMD では 11 点

[表 2-4] **心理介入前の治療者用症状評価結果**

[実 施 日] XX 年 XX 月 XX 日

[氏　　　名] ○○○○

[主　　　訴] 会社に行くことを考えると気が重い。意欲がわかない。認知行動療法を希望。

[背景情報] 3X 歳、女性。夫と同居。XX 年 XX 月に会社のプロジェクトで大きなミスをして以来、気分の落ち込み、易疲労感、意欲低下、集中困難、興味の低下、入眠困難が認められた。…〈略〉…会社の上司の勧めで来院。XX 年 XX 月 XX 日、主治医による初診でうつ病が疑われた。SCID の実施と認知行動療法の導入を検討。

[評価尺度]：SCID-5、GRID-HAMD。

[行動観察] 年齢相応の女性。面接中はうつむき加減でぽつりぽつりと話す。質問の意図を理解し、応答は的確。

[査定結果] SCID ではうつ病（軽症）に該当した。GRID-HAMD は 11 点（軽症）であり、内訳は、抑うつ気分が軽度、罪責感が特に強かった。自殺念慮はなし。睡眠は入眠困難が 2 点、仕事と活動が 2 点、不安の精神症状が 1 点、不安の身体症状が 1 点、全身の身体症状が 1 点であった。

[解　　　釈]：会社のプロジェクトでのミスが直接のストレス因と考えられ、適応障害の可能性が考えられたが、その出来事以降に発現した症状は、いずれもうつ病の診断基準に相当する症状であり、医療的支援が必要な状態と考えられる。現在は出社して仕事をこなすことができていることから、職業上の機能障害は明白ではなく、軽症レベル。夫は患者の治療に理解を示しており、また会社の上司も治療を勧めていることから、周囲のサポートを得られているようである。…〈略〉…。

[推奨される方針] 軽症のうつ病に対して認知行動療法を検討する。

SCID：Structured Clinical Interview for DSM、GRID-HAMD：GRID ハミルトンうつ病評価尺度。

という得点でした。これまでの研究から、8 点未満は「軽症未満」、8 点以上の 11 点は「軽症」の範囲にあり、このスコアは、日常生活に大きく支障が出ているとまではいえないものの、診断基準を満たすのに必要な症状が少しみられます。また、その症状のために社会的または職業的機能に軽度の障害が起こっており、精神医療による助けが必要と考えられる状態です。そのため、これについての治療法を考える必要があります。この結果は、ご自身の認識と合っていますか？

患者 A：ええ、まあ大体。

心理士オオエ：お薬よりも認知行動療法を希望と仰っていましたね。どんなところからそのようにお考えですか？

患者 A：うーん。これといった明確な理由はないのですが、薬をずっと飲み

続けるのは身体に何か影響があったらと少し気になっています。それより
は、認知行動療法って言うんですか？　そちらのほうが安全そうで。

心理士オオエ：薬の身体への影響が心配ということですね。薬物療法も含め
て、次にうつ病に対する治療法について説明します。うつ病に対しては、
認知行動療法という心理療法と、抗うつ薬［SSRI（selective serotonin
reuptake inhibitor：選択的セロトニン再取り込み阻害薬）、SNRI（serotonin
noradrenalin reuptake inhibitor：セロトニン・ノルアドレナリン再取り込
み阻害薬）等］による薬物療法が推奨されています。いずれもメリットとデ
メリットがあります。まず、うつ病の患者さんに薬物療法に認知行動療法
を併用して行うと改善率が上がり、薬物療法単独よりも治療中断率を引き
下げることが確認されています。さらに、認知行動療法終了後も効果が持
続することが報告されていて、寛解率（HAM-D が 7 点以下）は、終了時お
よそ 42.5％、6 か月後 70％、12 か月後 72.5％ と報告されています
（Cuijpers ら, 2020、Nakagawa ら, 2017）。しかしながら、認知行動療法を
行うには、毎週来院して 1 回 1 時間程度のセッションを 16 回ほど取り組む
必要があります。しかも、認知行動療法では毎日練習する課題があり、そ
れに取り組むことが重要です。一方で、抗うつ薬であれば、2 週間に 1 回
程度の来院ですみます。抗うつ薬を受けた人のうち、抗うつ薬（SSRI）によ
る 12 週間の初期治療において、症状が 50％ 以上改善したのは全体の約
50％、寛解したのは約 30％ で、寛解患者の 50％ は 6 週以内に寛解して
いたという報告（Rush ら, 2006）があります。

患者 A：認知行動療法は週 1 回で 16 回というと、4 か月くらいでしょうか。
練習課題は毎日ですか……、大変そうですね。お薬なら 2 週間に 1 回くら
いですか。併用したほうが効果があると伺って認知行動療法もやってみた
いと思いました。

心理士オオエ：（認知行動療法と心理教育について説明したうえで）今回の査
定結果から、A さんのうつ病の重症度は「軽症」であることが伺えました。
日本うつ病学会の治療ガイドライン（2016）では、「軽症例に対する認知行
動療法のエビデンスはほとんどないため、選択には十分な検討が必要であ
る」とされています。薬物療法については、有用性そのものは否定できま
せんが、少なくとも「安易な薬物療法は避ける」という姿勢が記されてい

ます。また、他国のガイドライン、たとえば NICE（National Institute for Health and Clinical Excellence：英国国立医療技術評価機構）のガイドライン（2022）では、軽症［PHQ-9（Patient Health Questionnaire-9 item）で 16 点未満］に低強度認知行動療法などが推奨されています。

患者 A：メリットやデメリット、効果がどうであるかという先生の説明を聞いて、認知行動療法を受けてみようかなと思いました。ただ、16 回通えるのかとか、毎日出る課題をきちんとこなせるかが心配ですけど、まずはやってみようと思います。会社の上司も治療を勧めてくれていますし。

　心理士のオオエさんと患者 A さんは共有意思決定のもとで、心理療法の 1 つである認知行動療法を実施することになった。

2 心理介入中の臨床査定

　次に、心理士のオオエさんは、患者 A さんのうつ病の重症度が軽症であったことから、複数あるプロトコルの中から「うつ病の認知療法・認知行動療法治療者用マニュアル」（厚生労働省事業）を選択した。このプロトコルに則った事例概念化を行い、心理介入中の評価法を決めていくことになった。オオエさんは、うつ病の重症度を毎週のセッションで評価する尺度として、自己記入尺度である QIDS を選択した。また、認知行動療法の実施中および実施後に行う評価について、オオエさんは、これはあくまでも認知行動療法開始前の時点のものであり、セッションを進めていく中で、2〜3 回ごとに事例概念化を更新し、必要に応じて査定の内容を変更することがあるだろうと考えた。そして、認知行動療法を開始して半分ほど過ぎた頃、毎週のセッションで自己記入式尺度である QIDS をつけてきたことについて、面接冒頭で A さんはオオエさんに次のように話した。

患者 A：正直、初めのうちは毎週つけることに何の意味があるんだろうって思っていました。毎回なんて面倒だなぁと。
心理士オオエ：えぇ、一体何の役に立つんだろう、と。比較的短時間で実施できるとはいえ、毎回時間をとって取り組んでいただく必要があります。

患者Ａ：そうです。でも続けていると、ちょっと今日は調子がよくないと感じたときに、実際数値もちょっと前回と違うことがわかってきました。

心理士オオエ：そうですか。体感していることが数値にも現れていることに気づかれたということですね。

患者Ａ：先生と１週間を振り返りながら、「調子がよくないな」というのがどの項目に現れているのかを確認できるので、それをみて自分の症状に気づくこともあるんだなと思いました。

このように、心理介入中に尺度を使うメリットは、何度も測定することで患者/クライエントの変化をモニタリングできることにある（「ビネット② いつ、どのように「物差し」を使うか？」参照）。

3 心理介入後の臨床査定

介入後の臨床査定は、「第１章 エビデンスに基づく臨床査定の基本」で述べた通り、介入前後での変化を確認することが主な目的であるため、主にアウトカムに関して、介入前と同じ項目で評価することになる。そこで心理士のオオエさんは、介入前に実施したSCIDを介入後の時点であらためて実施することにした。また、うつ病の重症度評価も、介入前と同じく、GRID-HAMDおよび簡易抑うつ症状尺度 日本語版（QIDS-J）/ベック抑うつ質問票第2版（Beck Depression Inventory: BDI-II）を選択した。介入後の臨床査定のステップは、介入前の評価ステップ❸に戻り、実施した。

4 事例のまとめ（表 2-5）

臨床査定のプロセスについて、実践的に理解することを目的として、臨床現場での査定の進め方を紹介した。次の事例では、ステップを行きつ戻りつする場合を想定した事例を紹介する。

表 2-5	事例のまとめ

ステップ❶：知りたいことを明確化する：主治医からある初診患者について、SCID-5 を用いた査定を実施し、その結果を踏まえて認知行動療法を導入するよう依頼を受けた。

ステップ❷：基本情報を得る：主治医の初診記録から、患者の主訴「会社に行くことを考えると気が重い。意欲がわかない」、抑うつ状態が 4 か月前から認められることを理解した。初回面接では、本人の言葉で主訴や症状の経過を詳しく聞くことにした。

ステップ❸：仮説を立て、整理する：ステップ❷までに収集した情報を PICO で整理し、「P(主たる問題)」は「うつ病」であると仮定した。

ステップ❹：評価法を選ぶ：心理介入前に SCID-5、うつ病の重症度を測定するために GRID-HAMD、心理介入中に継続的に査定を行うために QIDS を用いることにした。

ステップ❺：評価を実施する：SCID-5 と GRID-HAMD、QIDS を実施した。

ステップ❻：仮説と評価結果を照らし合わせる：主治医の診察、患者の訴え、SCID-5 による聞き取りの結果、患者の症状はうつ病の基準を満たし、GRID-HAMD の結果から重症度は「軽症」の範囲であり、他の可能性は除外された。

ステップ❼：評価結果をまとめる：SCID-5 でうつ病(軽症)に該当したこと、GRID-HAMD は 11 点(軽症)であり罪責感が特に強かったこと、自殺念慮はなし。

ステップ❽：方針を立てる：臨床査定からわかったことを受け、主治医は認知行動療法または心理教育と経過観察の方針を心理士に伝えた。心理士は患者に説明し、共有意思決定のもとで、定期的に主治医の診察を受けながら、心理療法の 1 つである認知行動療法を実施することで合意した。

SCID：Structured Clinical Interview for DSM、GRID-HAMD：GRID ハミルトンうつ病評価尺度、QIDS：簡易抑うつ症状尺度。

📖 **参考文献**

Cuijpers, P., Noma, H., Karyotaki, E et al. (2020). A network meta-analysis of the effects of psychotherapies, pharmacotherapies and their combination in the treatment of adult depression. *World Psychiatry*, 19, 92-107.

Nakagawa, A., Mitsuda, D., Sado, M et al. (2017). Effectiveness of Supplementary Cognitive-Behavioral Therapy for Pharmacotherapy-Resistant Depression: A Randomized Controlled Trial. *J Clin Psychiatry*, 78, 1126-1135.

Wright, A. J. (2020). *Conducting Psychological Assessment: A Guide for Practitioners*. 2nd ed. Wiley.

厚生労働省事業「うつ病の認知療法・認知行動療法治療者用マニュアル」.

　　https://www.mhlw.go.jp/bunya/shougaihoken/kokoro/dl/01.pdf　（最終閲覧日：2023 年 1 月 14 日）

簡易抑うつ症状尺度(QIDS-J).

　　https://www.mhlw.go.jp/bunya/shougaihoken/kokoro/dl/02.pdf　（最終閲覧日：2023 年 1 月 14 日）

臨床現場での実践例②：仮説検証を繰り返す場合

心理士のオオエさんは、うつ・不安に対する認知行動療法の専門家としてクリニックで働いている。ある日、医師から「認知行動療法をお願いしたい患者がいるので査定をしてほしい」という依頼を受けた。患者のBさんは20代の男性で、薬物療法ではなく認知行動療法を希望している。

1 心理介入前の臨床査定の8ステップ

ステップ❶：知りたいことを明確化する

心理士のオオエさんは、患者Bさんの主訴を聞き取り、「診断基準への当てはまり度合い」を確認するためにSCID-5（Structured Clinical Interview for DSM-5）を行うことにした。ここでは、査定を実施するオオエさん（治療者）は、基本的には「目の前の患者/クライエントにおいて、認知行動療法を実施すると一定の効果が期待できるか？」、「そのために必要な情報は何か？」を念頭に置いて質問している。この際、基礎的な情報についても合わせて聴取し整理しておくとよい。

認知行動療法には基本的に疾患ごとのプログラムが存在するため、「目の前の患者は、認知行動療法のプログラムが有効とされる疾患であるか？」を検討することになる。臨床研究における査定場面であれば、さらに包含基準に合致するか否かを確認する必要がある。もちろん、実際の臨床ではそのような厳密な基準に合致した患者だけを対象とするわけにはいかない。それでも、「患者がこれまでの知見を応用できる状態であるか？」を判断するとともに、「どうすればその治療法を応用し、適用することができるか？」を考えながら査定を進めていく。

ステップ❷：基本情報を得る

　患者 B さんの主訴（前景情報）は、「急にめまいや動悸が出て困っている」である。当施設に来る間にも「発作」が出現したとのことで、20 分ほど遅れて来院した。遅れたことを非常に悔やんでおり、何度も謝罪していた。

　問診票や、当施設の初回受付時にすべての人に回答してもらっている簡易抑うつ症状尺度（Quick Inventory of Depressive Symptomatology: QIDS）（自己記入式質問紙）を確認したかぎりでは、危機介入を必要とするような切迫した希死念慮や、認知行動療法などの心理療法（精神療法）の実施よりも優先すべき精神的問題や身体的問題は認められなかった（QIDS は 11 点で、希死念慮に関する項目は 0 点であった）。

> 心理士オオエ（評価者）：［頭の中で考える］　自分は心理療法が専門で、中でも自信があるのは認知行動療法なので、明らかにほかのアプローチがよさそうな場合を除いては、基本的には「認知行動療法が適用できそうか？」を考えていくことになるな。さて、「認知行動療法が適用できそうか？」をエビデンスに基づいて考えるには、まず「患者 B さんが DSM（精神疾患の診断・統計マニュアル）上でどの疾患に該当しそうか？」を検討しないと。主訴をみるかぎり、DSM-5 ではパニック症に該当しそうだな。パニック症に対する心理療法のエビデンスはどうだったっけ？　日本ではまだパニック症に対するガイドラインは公刊されてなかったな。先行研究だと……、レビューでは認知行動療法が有効とされていたはず。認知行動療法でも大丈夫そうだな。

　実際、コクランレビューによるネットワークメタアナリシスでは次のように記されている。「その他の精神療法と比較して、認知行動療法は最も再現性のあるエビデンスがある（well-replicated evidence）。また、力動的精神療法や支持的精神療法にもエビデンスがある（some sparse but relevant evidence）。長期的には認知行動療法と力動的精神療法が最も高い寛解・反応割合を示していた。ただし、効果サイズはそれほど大きく変わらないことを考慮しておく必要がある」。

　さらに、「疫学や症候学的にも矛盾はないか？」、好発年齢、性別、経過な

ども考慮しておくとよい。

　本書ではエビデンスに基づく査定や介入法の選択を強調しているが、もちろん臨床現場ではエビデンスがすべてではない。また本書では量的な査定法の記述に偏っているところもあるが、質的な査定法の重要性を軽視しているわけではない。実践者の感覚から得られる情報もまた有益である（第1章「ビネット①　なぜ「物差し」が必要か？」参照）。研究は複数の人々の平均値であり、目の前の患者一人ひとりにぴったりと当てはまるエビデンスが存在しないことも多く（むしろ大多数がそうかもしれない）、実践者の臨床判断に委ねられる場面も少なくないだろう。とはいえ、エビデンスを無視するわけにはいかないし、既存のエビデンスを尊重することは重要と考えられる。「エビデンスがない」ということは「役に立たない」というわけではなく、「まだエビデンスが蓄積していない」とも考えられる。個々の経験に基づく情報が蓄積され、共有され、それらがエビデンスとなっていくことが期待される。

　　背景情報へ

心理士オオエ（評価者）：[頭の中で考える]　認知行動療法でいくとして、より効果的に行うための情報を収集していかなければ。それに、心理療法を行うにあたって一般的に聴取される情報も収集しておこう。こうした一般的とされる事柄も、肌感覚ではなく、エビデンスが蓄積されてくると、より自信をもって聴取できるんだけどな。さて、Bさん（患者）は現在どんな状況・状態にあるんだろう？　なぜ今のような状況・状態に陥ってしまったんだろう？　Bさんはどんな人生を送ってきて、そこで何を学び、自身や世界をどう捉えて、どんな行動パターンをとるようになったんだろう？

　オオエさんが治療歴についてBさんに聴取したところ、最初は身体の病気を疑って近所の内科を受診したという。しかし医師からは、深刻な身体的問題はないこと、「ストレスの影響かもしれないので緊張を緩和する薬を出すが、しばらく飲んでみてよくならないようなら精神科を受診してみては？」などと言われた。Bさんは薬を使うことにも、精神科を受診することにも抵抗を感じたため、ネットでみつけたカウンセリングルームに行くことにした。そのカウンセリングルームで心理カウンセラーから「認知行動療法」を

紹介され、試してみることになったという。しかし、その心理カウンセラーの言っていることが B さんにはあまりピンとこず、効果も感じられなかったため、数回のセッションののち、自己判断で中断したとのことであった。まだ精神科を受診することへの抵抗感はあったが、「背に腹は代えられない」と思い、今回の受診に至ったという。

> 心理士オオエ（評価者）：[頭の中で考える] パニック症に対する心理療法のエビデンスとしては認知行動療法がしっかりしているはずなのにうまくいかなかったのか……。と言っても、その心理カウンセラーは公認心理師や臨床心理士といった資格はもっていないようだし、正式な手法に基づいてなかった可能性もあるよな。まずは念のため、DSM に則って B さん（患者）の問題を明確にして、「認知行動療法が本当に適切なのか？」をもう一度検討してみよう。

ステップ❸：仮説を立て、整理する

　臨床疑問を定式化し、検証できるようデザインする。ステップ❷で聴取し、考えた方針を PICO の形に整理すると次のようにまとめられる。
　・P：この患者の問題はパニック症であり、
　・I：パニック症に対する認知行動療法を行うと、
　・C：現在の回避的な対処と比較して、
　・O：不安やそれに伴う生活障害が改善するのではないか？

ステップ❹：評価法を選ぶ

　心理士のオオエさんはまず、ステップ❸で設定した PICO の「P（この患者がパニック症の基準を満たすかどうか？）」を確認するための評価法を検討した。パニック症において、エビデンスのある評価法が様々存在していることはオオエさんも知っている。自己記入式の尺度は簡便ではあるが、患者があまり自分の状態を把握できない場合、正確な情報を得ることができない。ここではより厳密な評定をするために、他者評定式の検査から選ぶことにした。海外では広く使用されているが日本では標準化されていない尺度、信頼

性や妥当性は十分であるが使用料のために利用がためらわれる尺度など、尺度を選ぶ際の基準は様々である。今回の PICO では「I（認知行動療法）」を検討しているが、一般的に認知行動療法は DSM における特定の疾患を有する対象に対して、決められた一定の手続きを行った際に効果があるものとしてエビデンスが蓄積されている。その疾患を有することが判然としない患者/クライエントに対して認知行動療法を実施した際に効果があるかどうかは、各セラピストの臨床感覚でしか見積もることができない。したがって、ここでは患者 B さんが DSM におけるパニック症の基準に合致しているかどうかをしっかりと確認することが重要である。尺度の選択には前述のように、信頼性や妥当性、費用に加えて、対象の年齢や所要時間などの問題もある。そこでオオエさんは、今回はある程度予想される疾患が絞られており、また使える時間も限られていることから、SCID のパニック症のセクションのみを抽出して聞き取りすることにした。SCID をすべて実施すると 2 時間以上かかることもあるが、この形であれば数分程度で実施できると見込んでいた。

ステップ❺：評価を実施する

　心理士のオオエさんは SCID のパニック症のセクションに基づき、聞き取りを続けることにした。主訴として語られていた通り、患者 B さんはパニック発作と思われる症状を複数回経験しているようであった。スクリーニングの基準は満たしているようである。

心理士オオエ（評価者）：（予期しないパニック発作の経験についての質問）
患者 B：よくわかりませんが、発作が起こるのは大抵、電車に乗る前とか、人が多いところに行ったときですね。
心理士オオエ：不安やストレスに感じるような状況で起こることが多いということですね。それ以外の状況で、自分でも「なぜ発作が起こったのか？」と思うようなときに突然発作が起こることはありましたか？
患者 B：うーん……。そういうことは思いあたらないです。

　このように、オオエさんは続けて「予期しないパニック発作」、すなわち、不安になる要因やストレスのかかる状況が存在しないにも関わらず、突然生

じるパニック発作を経験することがあったかどうかを尋ねた。B さんによると「そのような経験はない」とのことで、いつも何らかのストレスのかかる場面で発作を経験しているようであった。DSM-5 における A 基準「繰り返される予期しないパニック発作」には該当しないかもしれない。

> 心理士オオエ(評価者)：ちなみに、「そのような発作がまた起きるのではないか？」と心配になりますか？
>
> 患者 B：そうですね。また「起こるんじゃないか？」と思うと憂うつな気分になります。
>
> 心理士オオエ：では、そうした状況になるのを避けるために何かしていることはありますか？　たとえば、先ほどの話だと電車に乗らないようにするとか、人混みに行かないようにするとか。
>
> 患者 B：そうですね……。いや、そうは言ってもやらなきゃいけないことがあるので。それに、嫌ですけど、しばらく我慢すればだんだん治まってきますし……。
>
> 心理士オオエ：避けることまではしないけれど、我慢してやってらっしゃるということですね。

　B さんの話によると、発作に対する予期不安はあるようだが、それによる回避行動はないようであった。DSM-5 における B 基準の「(1) さらなるパニック発作またはその結果について持続的な懸念または心配」に該当するかもしれない。

　さらにパニック発作と思われる不安発作の症状を詳しく聴取してみると、パニック発作の基準を満たさない程度の症状数であった。DSM-5 におけるパニック発作の基準を満たさないようであった。

　そのほか、大まかな診断の可能性について、疫学や症候学的にも大きな矛盾がないか、たとえば好発年齢、性別、経過なども考慮して情報を吟味するとよいだろう。

ステップ❻：仮説と評価結果を照らし合わせる

　SCID も含めたここまでの聞き取りを総合すると、この患者 B さんの症状

はパニック症の基準を一部満たさないようであった。そのため、ステップ❸で立てたPICOを見直し、ステップ❷に戻って再度情報収集を行うこととした。

　このように、各ステップにおいて自分の立てた仮説を支持しない結果が得られた際には、それ以前のステップに戻り、仮説を再構築するための情報を集め直すことが重要である。なお、ここまでのステップは一本道で進んでいくこともあるだろうが、むしろ様々な仮説が並行して検証されていくことのほうが多いであろう。

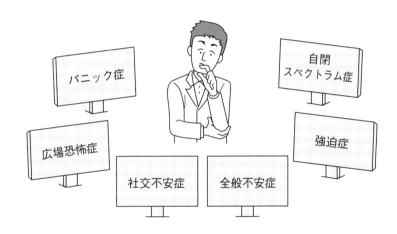

　Bさんはパニック症の基準には当てはまらず、心理士のオオエさんが立てた当初の仮説には合致しなかった。そこでオオエさんは、仮説を再設定するために情報を整理し直すとともに、さらなる情報収集を行うステップ❷-2（二度目のステップ❷）へと段階を戻すことにした。

ステップ❷-2：（再度）基本情報を得る

心理士オオエ（評価者）：［頭の中で考える］Bさんはどうやらパニック症の基準を満たさなさそうだ。ということは、以前の認知行動療法は心理カウンセラーとの相性というよりも、症状に合わない介入法を採用してしまったことが奏功しなかった原因なのかもしれない。これまでの話では不安やパ

ニック様発作にばかり焦点が当たっていたけれど、それ以外の部分はどうだろうか？　「また症状が起きるんじゃないか？」と考えると憂うつになるとも話されていたし、そういえば最初に遅れて来院した際も必要以上に自責的だったような気がするな……。たとえば、うつ症状の程度はどうなんだろうか？

ステップ❸-2：（再度）仮説を立て、整理する

　日本うつ病学会のうつ病治療ガイドラインによれば、「軽症水準のうつ病であれば、患者の好みなどに応じて認知行動療法を提案してみてもよい」とされている（日本うつ病学会, 2016）。

　大うつ病性障害単体に対する認知行動療法の有効性についてはエビデンスがあるものの、特定の用語が付記された大うつ病性障害や、不安症を併存するうつ病に対しては、どのような心理療法がよいかについてのエビデンスは不十分である。とはいえ、自分が実施できる介入法の中で考えると、うつ・不安全般を含めた感情症に対するエビデンスが示されている「統一プロトコル」による認知行動療法が使えるかもしれないと心理士のオオエさんは考えた。

　このような想定から、PICO を以下のように再設定した。

- ・P：この患者の問題は不安性の苦痛を伴う大うつ病性障害（DSM-5）であり、
- ・I：統一プロトコルによる認知行動療法を行うと、
- ・C：現在の回避的な対処と比較して、
- ・O：抑うつや不安、それらに伴う生活障害が改善するのではないか？

ステップ❹-2：（再度）評価法を選ぶ

　心理士のオオエさんは、患者 B さんが大うつ病性障害の基準を満たすかどうかを確認するための評価法を検討した。そして、パニック症を評価した際と同様に、様々な観点から検討し、やはり他者評定式の検査から選ぶことにした。予想される疾患が絞られており、使える時間も限られていることから、オオエさんは SCID の中から大うつ病エピソードのセクションのみを抽出し

て聞き取りを行うことにした。この形式であれば、数分程度の時間で実施できると見込んでいる。

また、Bさんのうつ症状の重症度を判断する際の補助として、GRIDハミルトンうつ病評価尺度（GRID-Hamilton Depression Rating Scale：GRID-HAMD）17項目版を使用することにした。本来であれば15分から30分、あるいはそれ以上の時間を要する検査であるが、SCIDの中でもうつ症状について聞き取るため、こちらの判定に情報を流用でき、所要時間はいくらか短縮できると見込んでいる。

ステップ❺-2：(再度)評価を実施する

SCIDに基づく聞き取り①

心理士オオエ(評価者)：(抑うつ気分についての質問)

患者B：先ほどもお話ししましたが、またこの(発作の)症状が出るんじゃないかと思うと気分が滅入ります。

聞き取りの結果、抑うつ気分の基準を満たすようであった。

SCIDに基づく聞き取り②

心理士オオエ(評価者)：(興味関心・意欲低下についての質問)

患者B：めまいや動悸がするので、外出はあまりしなくなりました。もともとはふらっと買い物に行くのが好きだったんですが……。

聞き取りの結果、興味関心・意欲低下の基準を満たすようであった。

SCIDに基づく聞き取り③

心理士オオエ(評価者)：(そのほか、DSMにおける大うつ病性障害の基準に関連する質問を続ける)

聞き取りの結果、前述の2つの症状のほか、不眠、集中困難、気力の低下、自責感といった症状を満たすようであった。

GRID-HAMDの結果は、11点(軽症)の判定となった。

ステップ❻-2：（再度）仮説と評価結果を照らし合わせる

　SCID も含めたここまでの聞き取りを総合すると、患者 B さんの症状は現在の大うつ病性障害の基準をすべて満たすようであった。先に実施した自己記入式尺度である QIDS では中等症の判定であったが、評定者による面接式尺度である GRID-HAMD では軽症の水準であった。B さんの症状は尺度上の軽症と中等症の境界付近の水準にあるようである。また、B さんは自身の症状についてやや苦痛を強く感じているが、客観的にはまだまだ機能できている側面も多く、軽症水準とみてもよさそうに思われた。

ステップ❼：評価結果をまとめる

　介入前の治療者用症状評価結果を表 2-6 に示す。

ステップ❽：方針を立てる

　心理士のオオエさんは査定からわかったことを主治医に報告した。当初想定されていたパニック症ではなくうつ病の可能性が高いことについて話し合い、主治医も理解を示した。当初の想定とは異なるが、治療法としては予定通り認知行動療法を実施する方針でよいと主治医は考え、オオエさんに対し認知行動療法の実施を患者 B さんに提案するよう指示した。後日、オオエさんは B さんに方針を説明し、相談することにした。

心理士オオエ：私は心理士ですので、医学的な診断をすることはできないのですが、今回 SCID という検査をしたところ、検査上では、いわゆるうつ病の基準に当てはまっているようでした。

患者 B：ということは、私はうつ病なんですか？

心理士オオエ：最終的な診断は、様々な要素を勘案して医師が判断しますので、ここではっきりお答えすることはできないのですが、1 つの検査の結果としては基準を満たしているので可能性は高いということになるかと思います。ご自身の感覚としてはいかがですか？

表 2-6 介入前の治療者用症状評価結果

［実 施 日］XX 年 XX 月 XX 日

［氏   名］○○○○

［主   訴］急にめまいや動悸が出て困っている。認知行動療法を希望。

［背景情報］2X 歳、男性。独居。これまで精神的な問題を呈したことはない。
生育歴に特記事項はなし。

［経   緯］XX 年 XX 月に会社で初めて取引先との商談を任されたが不調に終
わり、強い挫折感を覚えた。それ以降、商談の場面を思い出しては、「ああす
ればよかったのでは……」と後悔することが多くなった。ある日、会社へ向
かう電車の中で最初のパニック発作を経験し、その日は会社を休んで自宅療
養した。同時期より会社への通勤中に強い動悸や息切れを経験するようにな
り、身体的な問題を懸念して近医内科を受診した。精査の結果、身体的な問
題は同定されず、ストレスの影響を指摘された。精神科への通院にはやや抵
抗感があったため、近隣のカウンセリングルームへの通所を開始した。心理
カウンセラーにより認知行動療法を施行されるも奏功せず、自己中断した。
まだ精神科への抵抗感はあったものの、XX 年 XX 月 XX 日に当院を初診し
た。主治医によりパニック症の疑いとして SCID の実施と認知行動療法の導入
を検討。

［評価尺度］：SCID、GRID-HAMD。

［行動観察］身なりの整った男性。質問の意図を理解し応答は的確。

［査定結果］SCID ではうつ病（軽症）に該当、GRID-HAMD は 11 点（軽症）。

［解   釈］：本人の主な訴えは強い動悸や息切れといったパニック発作様の症
状であったが、SCID による聞き取りではパニック発作の基準を満たすほどの
身体症状が揃わないなど、パニック症の基準を十分満たしていなかった。診
断基準は満たさないものの、ストレスに曝されうる場面ではパニック発作の
ような強い不安症状を体験しており、それによる予期不安もあるようであっ
た。GRID-HAMD においても、「不安の精神症状」や「不安の身体症状」の項
目における重症度評価で中等度（それぞれ 3 点と 2 点）と評定された。また不
安発作と同時に抑うつ症状も呈しており、GRID-HAMD では項目 1（抑うつ気
分）における重症度評価で中等度（2 点）と評定された。そこでうつ病の可能性
を考慮し、評価の方針を修正した。会社で初めて任された取引の失敗という
明確なストレス因も存在することから適応障害の可能性も考えられたが、そ
の出来事以降に発現した症状は、いずれも SCID におけるうつ病の診断基準に
相当する症状であり、医療的支援が必要な状態と考えられた。現在出社して
仕事をこなすことはできていることから、職業上の機能障害は明白ではなく、
軽症レベル。家族は患者の治療に理解を示しており、周囲のサポートは得ら
れているようである。

［推奨される方針］不安性の苦痛を伴う大うつ病性障害に対して統一プロトコル
による認知行動療法を検討する。

SCID：Structured Clinical Interview for DSM、GRID-HAMD：GRID ハミルトンうつ病評価尺度。

患者 B：そうですね……。専門家の方がそう言われるのなら「そうなのかな？」と。めまいや動悸もうつの症状なんですか？

心理士オオエ：あまりイメージはないかもしれませんが、うつの人の中にはそのような症状を訴えられる方もおられます。

患者 B：そうなんですね。

心理士オオエ：はい。それで今後の方針についてですが、こちらに学会が出しているうつ病治療のガイドラインの資料があります。ご覧いただけますか？［「当事者・家族のためのわかりやすいうつ病治療ガイド」(日本うつ病学会, 2022)］。こちらでは、うつの重症度に応じて治療を進めていくことが推奨されています。事前に回答していただいたアンケートの中に QIDS という、うつの重症度に関してお伺いするものがありました。そちらの点数でみますと、11 点となっていまして、これは数値としては中等症の水準になります。一方で HAM-D という、うつ症状の重症度に関して聞き取りをして判断する評価尺度の基準では 11 点で、こちらは軽症の水準になります。先ほどお伺いさせていただいた生活のご様子も合わせて考えますと、B さんはご自身の症状について苦しいと感じるところはありつつも、ある程度生活を機能させることはできておられるため、中等症と軽症のどちらともみることはできそうですが、どちらかといえばうつ症状は軽症の水準にあるのではないかと考えています。ご自身の感覚としてはいかがですか？

患者 B：そうですね……。症状は苦しいですが、まさかうつとは思っていなくて……。うつ病と言われると「そんなにひどいのかな？」と思いましたが、その中でも「軽症の水準」と言われると「まあそうなのかな？」という感じです。

心理士オオエ：気になることがあれば遠慮なく教えてください。続けてガイドラインを見ていきましょう。軽症のうつに対しては様々な治療が提案されています。それぞれの治療法について、メリットもあればデメリットもあります［注：治療方針の決定に関しては、共同意思決定 (shared decision making) の考え方も参考になる］。

〈中略〉

心理士オオエ：B さんは「薬以外の治療法を希望」と話されていましたが、今こちらの資料もご覧いただいて考えてみるとするといかがでしょうか？

患者Ｂ：薬も大事だというのはわかりましたけど、やっぱり薬を使わなくていいのなら、時間がかかってもそのほうがいいですね。

心理士オオエ：わかりました。それでは薬以外の治療法、特に心理療法について説明させていただきます。私の得意分野はこちらの認知行動療法という治療法です。その他の治療法についても、一定のトレーニングを受けておりますので実施可能です。ただこの中で、もし力動的精神療法をご希望されるようでしたら、大変申し訳ないのですが私は専門外ですので、この治療法の専門家をご紹介させていただきます。いかがでしょうか？

患者Ｂ：認知行動療法というのはどういう治療法ですか？

心理士オオエ：（認知行動療法の説明）。いかがでしょうか？

患者Ｂ：なるほど……。以前通っていたカウンセリングルームでやっていたやり方と似ているような気がするんですが……。

心理士オオエ：そうですね。おそらく、話を伺ったかぎりではそちらでも認知行動療法を実施されていたのではないかと思います。

患者Ｂ：じゃあ、前はいまいち効果がなかったので、ダメなんじゃないでしょうか？

心理士オオエ：確かにそう思われますよね。説明させていただくと、おそらく以前通われていたカウンセリングルームでは、パニック症に特化した認知行動療法を試されていたんだと思います。認知行動療法は様々な問題に使われるのですが、問題となる症状に応じて使われる技法が少し異なってくるんです。今回Ｂさんの症状としては、パニックのような不安症状もありますが、評価尺度に沿ってお伺いしたかぎりでは、パニック症の診断基準を満たすような類の症状ではありませんでした。もちろん不安の症状がないというわけではなく、確かに不安の症状はみられますが、分類上、パニック症に分類されるような症状ではないと思われます。そのため、パニック症に特化した認知行動療法では十分な効果が得られなかったのかもしれません。特にＢさんの場合は不安の症状だけでなく、うつ病の方にみられるような気分の落ち込みも強くあるようです。ですので、うつと不安の両方に対して取り組んでいく必要があるのではないかと思っています。実は、私たちが取り組んでいる認知行動療法プログラムの1つに、統一プロトコルという方法があります。これはうつと不安のそれぞれに対して効

果があることが研究で示されています。ですので、私はこれを試してみる
のはどうかと考えているのですが、いかがでしょうか？

患者B：わかりました。先生のおっしゃる方法でお願いします。

心理士オオエ：長くなりましたが、ここまでの説明について、ご不明な点や
わかりにくい点などありませんか？

患者B：大丈夫です。

心理士オオエ：それでは、当施設のシステムなどについても説明させていた
だきます。　【料金や頻度、緊急時の情報提供などについての説明と同意】

心理士オオエ：それでは、次回は来週の同じ時間になります。お待ちしてお
ります。

患者B：ありがとうございました。

2　心理介入中の臨床査定

　心理士のオオエさんは毎回のセッションでQIDSとGAD-7を実施すること
を選択した。いずれも自己記入式の尺度であり、比較的短時間で実施できる
ことを考慮したものである。

後日、セッション開始前

心理士オオエ：それでは、いつものように毎回の症状チェックをみせていた
だけますか？

患者B：はい。よろしくお願いします。

心理士オオエ：[Bさんが記載してきたQIDSおよびGAD-7 (Generalized Anx-
iety Disorder-7)を確認] 落ち込みに関する点数も、不安に関する点数も、
先週より少し低くなっているみたいですね。点数としてはそんな感じです
が、ご自身の感覚はいかがですか？

患者B：先週は行動活性化が結構できたような気がします。それで気分も少
しいいんだと思います。

心理士オオエ：そうですか。それを聞けて嬉しいです。セッションの中でま
たもう少し詳しく聞かせてください。それでは今日ですが……。

3 心理介入後の臨床査定

　統一プロトコルによる介入をひと通り終えた段階で、心理士のオオエさんは治療効果を確認するための評価面接を実施することにし、Bさんもそれに同意した。この段階での評価としては、SCIDにおける診断基準の変化をみるため、SCIDのAモジュール（気分障害）、Fモジュール（不安症）を選択した。また、うつ症状の重症度を確認するためにGRID-HAMDを実施することとした。これらは介入前の評価に対応した尺度であり、これにより介入前後の変化を評価できる。

ひと通りの治療セッションを終えたあとの面接にて

心理士オオエ：それでは今日は、Bさんの現在の状態を確認するために、症状についてお伺いする面接をさせていただきます。その前に、今日どうしても話しておきたい、気になることはありますか？

患者B：いえ、大丈夫です。よろしくお願いします。

4 事例のまとめ（表 2-7）

表 2-7 　事例のまとめ

ステップ❶：知りたいことを明確にする：主治医から認知行動療法を実施したい患者/クライエントがいるため、査定をしてほしいという依頼を受けた。そのため、認知行動療法を実施することが患者/クライエントに合っているかどうかを検討したい。

ステップ❷：基本情報を得る：主治医の初診記録や問診票、スクリーニングの質問紙などを確認し、一般的聴取事項について伺った。認知行動療法を実施するよりも優先すべき問題はなさそうであった。

ステップ❸：仮説を立て、整理する：ステップ❷までに収集した情報をPICOで整理し、「P（主たる問題）」は「パニック症」と仮定した。

ステップ❹：評価法を選ぶ：「P（主たる問題）」を確認するためにSCIDのパニック症のセクションを用いることにした。

ステップ❺：評価を行う：SCIDのパニック症のセクションを実施した。

ステップ❻：仮説を検証する：SCIDによる聞き取りの結果、患者の症状はパニック症の基準を満たさないようであった。そのため、ステップ❸で一度立てた仮説を見直す必要があると考えられた。仮説を立て直すため、ステップ❷へ戻って再度情報収集を行うことにした。

ステップ❷-2：再度基本情報を得る：患者の訴えを再確認すると、症状が起きることを考えると憂うつになるといった訴えが気になった。また、来室時に必要以上に自責的であったことに思い当たった。

ステップ❸-2：再度仮説を立て、検証する：基本情報を見直した結果、「P(主たる問題)」を「うつ病」と再仮定して仮説を PICO の形で整理した。

ステップ❹-2：再度評価法を決める：「P(主たる問題)」を確認するために SCID の大うつ病エピソードのセクションを用いることにした。また、うつ症状の重症度を測定するために GRID-HAMD を用いることにした。

ステップ❺-2：再度評価を行う：SCID の大うつ病エピソードのセクションを実施した。また、うつ症状の重症度を確認するために GRID-HAMD を実施した。

ステップ❻-2：再度仮説を検証する：SCID や GRID-HAMD による聞き取り、そしてこれまでに得られた基本情報などを総合すると、患者の症状はうつ病を満たすようであった。

ステップ❼：評価結果をまとめる：当初は患者の訴えからパニック症が疑われたが、SCID による聞き取りでは基準を十分には満たさないようであった。患者の訴えを再検討し、うつ病の可能性を疑い評価の方針を修正した。発症のすぐ前に明確なストレス因が存在したため適応障害の可能性も疑ったが、SCID ではうつ病(軽症)に該当し、GRID-HAMD では 11 点(軽症)であった。

ステップ❽：方針を立てる：臨床査定からわかったことを受け、主治医は認知行動療法を実施することを患者/クライエントに提案するよう心理士に伝えた。心理士は臨床査定の結果を患者に説明するとともに共有意思決定を行い、二人は認知行動療法を実施することで合意した。

SCID：Structured Clinical Interview for DSM、GRID-HAMD：GRID ハミルトンうつ病評価尺度。

臨床現場での実践例③：臨床試験での症状評価

心理士のオオエさんは、うつ・不安に対する認知行動療法の専門家として、研究機関の附属病院で働いている。オオエさんは「うつ病と不安症に対する統一プロトコルの有効性検証（JUNP study）」を行う研究チームに所属し、症状評価を担当している。今回は精神科医から研究参加者候補となる患者の紹介を受け、症状評価を行うことになった。患者のCさんはパニック症疑いの 30 代の女性であり、薬物療法ではなく認知行動療法を希望している。

1 臨床研究における心理介入前の症状評価の 8 ステップ

ステップ❶：知りたいことを明確化する

今回の症状評価で知りたいことは、「この患者は研究参加者として適格であるか？」である。したがって、研究計画に定められた包含基準（研究に参加してほしい対象者の特徴）を満たし、かつ除外基準（研究への参加よりも他の治療の提案を検討すべき場合の特徴）を満たさないかを検証する必要がある。その際の手続き（症状評価の手順や用いる尺度等）は、研究計画においてあらかじめ決められている。

心理士のオオエさんが参加している研究（JUNP study）における包含基準と除外基準を表 2-8 に、介入前評価（ベースライン）の手順（スケジュール）を表 2-9 に示す。

ステップ❷：基本情報を得る

JUNP study では、症状評価に先立って「基礎情報記入票」（図 2-3）に答えてもらっている。この記入票に記載された内容も参考に基本情報の聴取を進め

表 2-8	**JUNP study における適格基準（再掲）**

包含基準	a. DSM-IV-TR による大うつ病性障害、気分変調性障害、特定不能のうつ病性障害、パニック障害（広場恐怖を伴わないもしくは広場恐怖を伴う）、パニック障害の既往歴のない広場恐怖、社交不安障害（社交恐怖）、強迫性障害、心的外傷後ストレス障害、全般性不安障害、特定不能の不安障害のいずれかの診断を満たす（**主治医による診断を受けて紹介を受け、評価者が SCID にて評価する**）。 b. 軽症以上のうつ症状（**GRID-HAMD にて 8 点以上**）を有する。 c. スクリーニング時の年齢が 20 歳以上 65 歳以下。 d. 本研究の目的、内容を理解し、自由意思による研究参加の同意を文書で得られた者。
除外基準	a. **アルコール・物質依存をスクリーニング時から 6 か月以内に認める者。** b. **躁病エピソード、統合失調症と他の精神病性障害が介入前評価時点で認められる者。** c. 介入前評価時点で著しい希死念慮［**GRID-HAMD 項目 3「自殺傾向」の程度が重症以上**］を認める者。 d. 介入前評価時点において UP の実施が困難な程度の身体疾患、重度認知機能障害を認める者。 e. CBT 実施期間のうち 50 ％以上の来院が困難であると介入前評価時点であらかじめわかっている者。 f. 介入前評価時点で他の構造化された精神療法を受けている者。 g. その他研究責任者が本研究の対象として不適当と判断した者。

DSM-IV-TR：精神疾患の診断・統計マニュアル第 4 版改訂版、SCID：Structured Clinical Interview for DSM、GRID-HAMD：GRID ハミルトンうつ病評価尺度、UP：統一プロトコル、CBT：認知行動療法。

ていく。また、この時点で症状評価のスケジュールなど、臨床研究に特有の事情についても説明する。

第 1 来院日：症状評価 1 回目（10 月 7 日）

心理士オオエ（評価者）：今回、症状評価を担当させていただく心理士のオオエと申します。【自分の役割の説明】よろしくお願いします。今回の症状評価では、C さんにこの研究に参加していただくことが今の症状に合っているかどうかを検討します。今日を含めて 2 回の面接を行い、その後、研究チームで話し合って検討し、判断させていただきます。その結果、「今回の研究に参加していただくよりも、他の治療を検討していただいたほうがよい」という判断になる場合もあります。その際にはあらためて、主治医の先生と治療方針を相談していただきたいと思います。ここまでの説明で何

表 2-9　**JUNP study における介入前評価（ベースライン）の手順**

○ **第 1 来院日：症状評価 1 回目**
　90 分を上限とし、SCID を実施する。また、自己記入式質問紙を手渡し、次回来院日までの記載を依頼する。

○ **評価者会議における 1 回目の症例提示（毎週 1 回開催）**
　研究において独立評価者を担当するスタッフが中心となり開催される。症状評価 1 回目において実施された SCID の結果について報告するとともに、判断に迷う部分についてスタッフ間で話し合い、検討する。

○ **第 2 来院日（基本的には前回から 1 週間後）：症状評価 2 回目**
　90 分を上限とし、HAM-D、HAM-A を実施する。前回渡した自己記入式質問紙を回収し、記載漏れなどがないかを確認する。

○ **評価者会議における 2 回目の症例提示**
　症状評価 2 回目において実施された HAM-D、HAM-A の結果について報告するとともに、判断に迷う部分についてスタッフ間で話し合い、検討する。さらに、これまでの症状評価で得られた情報をまとめ、研究参加条件に適合するか否かを判断する（包含・除外基準のチェック）。

○ **評価結果のフィードバック**
　ここでは症状評価の担当者ではなく、その後の介入を担当するセラピストがフィードバックを担当する。2 回の症状評価の結果について、書面での資料も用いてフィードバックする。

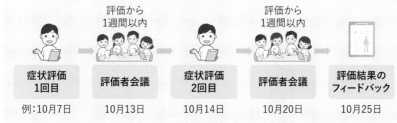

症状評価 1回目	評価者会議	症状評価 2回目	評価者会議	評価結果の フィードバック
例：10月7日	10月13日	10月14日	10月20日	10月25日

SCID：Structured Clinical Interview for DSM、HAM-D：ハミルトンうつ病評価尺度、HAM-A：ハミルトン不安評価尺度。
実際には、これらの手続きの前にインフォームド・コンセントおよび介入群（すぐに介入を受けられる群）または対照群（所定の待機期間は介入を受けられない群）への無作為割り付けのための来院がある。

かご質問などありますか？　**【研究における今回の症状評価の枠組みと今後の流れの説明】**

患者 C：いえ、特にありません。

基礎情報記入票

ID: JUNP- □_□_ _ □_ _ □

この質問票は、症状評価の担当者と認知行動療法を担当する治療者が、あなたの状況をしっかりと理解して、症状の評価や治療に役立てるために使用します。もし答えにくい項目がありましたら、症状評価の担当者、あるいは認知行動療法の担当者にお尋ね下さい。

この質問票の情報は、今回の研究参加においてのみ用いられ、外部に漏れることはございません。

記入年月日	西暦	年	月	日	
生年月日	西暦	年	月	日	
年齢		歳	・		
性別		男性	・	女性	

不安障害とうつ病性障害に対する診断横断的な認知行動療法の有効性に関するランダム化比較試験

評価時回収

（次ページに続く）

図 2-3　基礎情報記入票

（図2-3の続き）

1. 基本情報と現在の問題

①基本情報

あなたの状況に当てはまる数字に○を付けて下さい。

職業	1.会社員　2.公務員　3.自営業　4.無職　5.学生 6.その他（　　　　）
就労・就学状況	1.就労中　2.就学中　3.休職中　4.休学中 5.主婦（主夫）　6.アルバイト　7.無職 8.その他（　　　　）
婚姻状況	1.未婚　2.既婚　3.離婚　4.死別　5.別居 6.その他（　　　　）

②現在の困りごと

現在、お困りの内容を、最大3つ簡単に記入して下さい。

問題1	
問題2	
問題3	

2. 精神科の治療経過について

1）精神科・心療内科の治療経過について

これまでの精神科の治療の経過を教えて下さい。

問題が始まった時期	西暦　　　　年　　　月頃（当時の年齢　　　　歳）
当時、最も困っていた問題	
最初の精神科の受診時期	西暦　　　　年　　　月頃（当時の年齢　　　　歳）
これまでに受診した医療機関数	（　　　　）件　※当院以外の医療機関

これまでの通院について、開始時期、期間、その時の問題を下記の表に簡単にご記入下さい。

通院開始時期	通院期間	当時の診察と通院の理由
西暦　　年　　月	日間・（　　ヵ月間）	
西暦　　年　　月	日間・（　　ヵ月間）	
西暦　　年　　月	日間・（　　ヵ月間）	

2）精神科・心療内科の入院について

これまでに、精神的な問題で入院をされたことはありますか。

入院したことがある	1.はい　　　2.いいえ
入院回数	（　　　　）回

これまでの入院について、入院時期、期間、入院をした理由を下記の表に簡単にご記入下さい。

入院開始時期	入院期間	当時の診察と通院の理由
西暦　　年　　月	日間・（　　ヵ月間）	
西暦　　年　　月	日間・（　　ヵ月間）	
西暦　　年　　月	日間・（　　ヵ月間）	

（次ページに続く）

（図 2-3 の続き）

③精神科・心療内科の薬の服用について
現在、服用中の薬の名前と服用開始時期をわかる範囲でご記入下さい。

薬の名前	服用開始時期	備考欄
	西暦　　年　　月頃	
	西暦　　年　　月頃	
	西暦　　年　　月頃	
	西暦　　年　　月頃	
	西暦　　年　　月頃	

④カウンセリング・心理療法について
これまでに、カウンセリングや心理療法を受けられたことがあれば、その時期や期間、内容について記の表にご記入下さい。

受けていた期間	受けた理由・内容・機関名
西暦　　年　　月　（　　日間・　　ヵ月間）	
西暦　　年　　月　（　　日間・　　ヵ月間）	
西暦　　年　　月　（　　日間・　　ヵ月間）	

⑤自殺について
これまでに、自殺を試みたことはありますか。もし、あれば自殺を試みられた回数についてもご記入下さい。

自殺を試みたことがある	1.はい　　2.いいえ
自殺を試みた回数	（　　　　）回
一番最近自殺を試みた時期	西暦　　年　　月頃

3. 健康状態について

①過去1年の健康状態について
過去1年間に、健康全般について、何か大きな変化はありましたか。もし何かあれば、簡単にご記入下さい。

変化があった	1.はい　　2.いいえ
変化の内容	

②からだの病気について
これまでに、以下の病気にかかったことはありますか。あれば、○を付けて下さい。また、下記に含まれない病気があれば、その他にご記入下さい。

身体疾患	1.てんかん　2.喘息　3.糖尿病　4.循環器系疾患　5.腎臓疾患　6.消化器系疾患　7.甲状腺疾患　8.リウマチ　9.呼吸器系疾患　10.脳・神経系疾患　11.頭部外傷　12.その他（　　　　）

③からだの病気の薬の服用について
現在、服用中の薬の名前と服用開始時期をわかる範囲でご記入下さい。

薬の名前	服用開始時期	備考欄
	西暦　　年　　月頃	
	西暦　　年　　月頃	
	西暦　　年　　月頃	
	西暦　　年　　月頃	

④飲酒と喫煙について
飲酒と喫煙の習慣についてご記入下さい。

飲酒の習慣	1.ある　　2.なし
飲酒の頻度	1.月に1度以下　2.月に2～4度　3.週に2～3度　4.週4度以上
喫煙の習慣	1.ある（1日　　　本程度）　2.なし

（次ページに続く）

（図 2-3 の続き）

4. ご家族について

①ご家族やパートナーについてご記入下さい。

ご家族	年齢	他界した年齢	性別	職業	同居・別居
父親	歳	歳（　年前）	男・女		同居・別居
母親	歳	歳（　年前）	男・女		同居・別居
きょうだい1	歳	歳（　年前）	男・女		同居・別居
きょうだい2	歳	歳（　年前）	男・女		同居・別居
きょうだい3	歳	歳（　年前）	男・女		同居・別居
きょうだい4	歳	歳（　年前）	男・女		同居・別居
配偶者／パートナー	歳	歳（　年前）	男・女		同居・別居
子ども1	歳	歳（　年前）	男・女		同居・別居
子ども2	歳	歳（　年前）	男・女		同居・別居
子ども3	歳	歳（　年前）	男・女		同居・別居
その他（　　）	歳	歳（　年前）	男・女		同居・別居
その他（　　）	歳	歳（　年前）	男・女		同居・別居
その他（　　）	歳	歳（　年前）	男・女		同居・別居
その他（　　）	歳	歳（　年前）	男・女		同居・別居

②ご家族との関係の問題

ご家族やご家族関係に、何か問題があれば（あるいは、過去にあれば）、そのうち、最大3つまで、問題のあった時期を含めて簡単にご記入下さい。

問題1
相手（例：両親、次男、夫など）：
内容（例：暴力、犯罪、不和、別離、子どもの非行、金銭トラブルなど）：

その問題は、現在あなたをどの程度悩ませていますか？
1. 全く気にならない　2. 少し気になる　3. やや気になる　4. 非常に気になる
5. これ以上ないほど気にならない

問題2
相手（例：両親、次男、夫など）：
内容（例：暴力、犯罪、不和、別離、子どもの非行、金銭トラブルなど）：

その問題は、現在あなたをどの程度悩ませていますか？
1. 全く気にならない　2. 少し気になる　3. やや気になる　4. 非常に気になる
5. これ以上ないほど気にならない

問題3
相手（例：両親、次男、夫など）：
内容（例：暴力、犯罪、不和、別離、子どもの非行、金銭トラブルなど）：

その問題は、現在あなたをどの程度悩ませていますか？
1. 全く気にならない　2. 少し気になる　3. やや気になる　4. 非常に気になる
5. これ以上ないほど気にならない

（次ページに続く）

第1章　エビデンスに基づく臨床査定の基本　第2章　エビデンスに基づく臨床査定の実践　附　録　補遺編

（図2-3の続き）

③ご家族の精神科・心療内科治療歴について
ご家族の中に、精神科の治療を受けている（あるいは、過去受けていた）方はいらっしゃいますか。

ご家族1	治療を受けている方（例：祖母，父，長兄，次女，夫など）： 内容（例：うつ病，統合失調症，認知症など）：
ご家族2	治療を受けている方（例：祖母，父，長兄，次女，夫など）： 内容（例：うつ病，統合失調症，認知症など）：
ご家族3	治療を受けている方（例：祖母，父，長兄，次女，夫など）： 内容（例：うつ病，統合失調症，認知症など）：

④ご家族のアルコール・薬物乱用について
ご家族の中に、アルコールあるいは薬物乱用のある（あるいは、過去あった）方はいらっしゃいますか。

○を付けて下さい。　1. はい　　2. いいえ

| あなたとの関係 | アルコール・薬物乱用のある方（例：祖母，父，長兄，次女など）： |

⑤ご家族の自殺について
ご家族の中に、これまでに自殺を試みたことのある方はいらっしゃいますか。
また、その自殺で亡くなった方がいらっしゃれば、○を付けて下さい。

○を付けて下さい。　1. はい　　2. いいえ

| あなたとの関係
（その自殺で亡くなった方に○） | 自殺を試みたことのある方（例：祖母，父，長兄，次女など）： |

5. 教育について

①最終学歴
あなたの最終学歴についてお答えください。

| 最終学歴 | 1. 小学校　2. 中学校　3. 高校　4. 専門学校　5. 短期大学
6. 大学　7. 大学院　8. その他（　　　）
1. 卒業　2. 中退　3. 在学中
4. その他（　　　） |
| 最終学校名 | |

②学校生活における問題
学校生活における問題があれば、2つまで簡単にご記入下さい。

| 問題1 | 内容（例：いじめ，友人・教師との不和，部活動での問題など）：

その問題は、現在、あなたをどの程度悩ませていますか？
1. 全く気にならない　2. 少し気になる　3. やや気になる　4. 非常に気になる
5. これ以上ないほどにひどい
問題のあった時期（例：小学6年の時，大学4年生など）： |
| 問題2 | 内容（例：いじめ，友人・教師との不和，部活動での問題など）：

その問題は、現在、あなたをどの程度悩ませていますか？
1. 全く気にならない　2. 少し気になる　3. やや気になる　4. 非常に気になる
5. これ以上ないほどにひどい
問題のあった時期（例：小学6年の時，大学4年生など）： |

（次ページに続く）

（図 2-3 の続き）

6. 仕事について

①仕事について
あなたの現在と、これまでのお仕事の内容について、簡単にご記入下さい。

現在の仕事内容	
これまでに経験した仕事の内容	

②現在の世帯収入について（学生の方は、奨学金や家族からの援助を含めてお下さい）
現在の世帯収入について、最も当てはまるものに○をつけて下さい。

世帯収入
1. 1.0～199万円　2. 200～399万円　3. 400～599万円
4. 600～799万円　5. 800万円以上

③職業生活・経済状況における問題
職業生活・経済状況における問題があれば、2つまで簡単にご記入下さい。

問題1
問題のあった時期：西暦　　年　　月頃　～　西暦　　年　　月頃（当時　　歳）
内容（例：職場でのハラスメント、労働問題、経済的職、解雇など）：

その問題は、現在、あなたをどの程度悩ませていますか？
1. 全く気にならない　2. 少し気になる　3. やや気になる　4. 非常に気になる
5. これ以上ないほどに辛い

問題2
問題のあった時期：西暦　　年　　月頃　～　西暦　　年　　月頃（当時　　歳）
内容（例：職場でのハラスメント、労働問題、経済的職、解雇など）：

その問題は、現在、あなたをどの程度悩ませていますか？
1. 全く気にならない　2. 少し気になる　3. やや気になる　4. 非常に気になる
5. これ以上ないほどに辛い

7. 気持ちが動揺する出来事について

①気持ちが動揺する出来事について

これまでに、大災害、深刻な事故、火災のような生命をさらす状況に陥ったり、身体的な暴行、性的な暴行、他の人が殺されたり、ひどい怪我をするのを見る、身近な人が恐ろしい体験をするといった、気持ちがひどく動揺する出来事を経験したことはありますか。もし、経験を経験したことがあれば、その回数についてご記入下さい。

1. はい　　2. いいえ

経験したことがある	（　　　　）
回数	（　　）回

これまでに経験した、気持ちを動揺させる出来事について、下記の表に簡単にご記入下さい。

時期	その時の年齢	出来事の内容
西暦　　年　　月	（　　）歳	
西暦　　年　　月	（　　）歳	
西暦　　年　　月	（　　）歳	
西暦　　年　　月	（　　）歳	
西暦　　年　　月	（　　）歳	
西暦　　年　　月	（　　）歳	

（次ページに続く）

111

（図2-3の続き）

8. 今後の目標について

①今後の目標

あなたの今後の生活や人生設計における、希望や期待について、最大3つ簡単にご記入下さい。

目標1	
目標2	
目標3	

②感想

この質問票に記入してのご感想やご要望をご記入下さい。

感想・ご要望	

質問は以上です。ご協力ありがとうございました。

ステップ❸：仮説を立て、整理する

本研究の仮説を PICO の形で整理すると以下のようになる。

・P：この患者の主な問題は何らかのうつ病や不安症であり、
・I：うつ病と不安症に対する統一プロトコル（認知行動療法）を行うと、
・C：通常治療のみで待機する患者と比較して、
・O：精神症状やそれに伴う生活障害が改善するのではないか？

本研究における症状評価では、研究期間内に予定されている複数回の症状評価において、「P（この患者の主な問題はうつ病か不安症であるかどうか）」および「O（気分症状の重症度や生活障害の程度等）」の確認のための情報収集を行っていくことになる。また、本研究では「I（認知行動療法）」がどのよ

うに有効性を示すのかを検討することも目的としている。

　介入前評価（ベースライン）として（研究として初めて）実施する今回の評価で明らかにすべき仮説は、「この患者は包含基準を満たし、かつ除外基準を満たさない」である。

　次のステップ❹では、この仮説を検証するための評価法を選定し、評価を実施していく。

ステップ❹：評価法を選ぶ

　研究仮説の "P" であり、包含基準でもある「この患者の主な問題は何らかのうつ病や不安症である」という点を確認するため、本研究における症状評価では SCID-IV[*1] を設定した。SCID-IV は除外基準である「アルコール・物質依存をスクリーニング時から 6 か月以内に認める」かどうか、および「躁病エピソード、精神病エピソードが介入前評価時点で認められる」かどうかを評価する目的もかねている。

　また、包含基準のうち「軽症以上のうつ・不安症状を有する［GRID ハミルトンうつ病評価尺度（GRID-Hamilton Depression Rating Scale: GRID-HAMD）にて 8 点以上］」を確認するために、GRID-HAMD を設定した。GRID-HAMDは除外基準である「介入前評価時点で著しい希死念慮［GRID-HAMD の項目3（自殺傾向）の程度が重症以上］を認める」かどうかを評価する目的もかねている。

　GRID-HAMD はまた、研究仮説の "O" を検証するための主たる評価項目をもかねている。SCID は研究仮説の "O" を検証する補助としての役割（すなわち、介入によって SCID で評価されたうつ病や不安症の基準への適合度が変化するかどうか）もかねている。そのほか、研究仮説の "O" を検証する補助として、SCID で該当した項目に応じた自己記入式評価尺度［疾患特異的尺度。たとえば、大うつ病エピソードに該当していればベック抑うつ質問票 第

[*1]　"Structured Clinical Interview for DSM" の略。米国精神医学会（American Psychiatric Association: APA）による精神疾患の診断基準である「精神疾患の診断・統計マニュアル（Diagnostic and Statistical Manual of Mental Disorders: DSM）」をもとに、患者の訴えが基準に該当するかどうかを検討するための構造化面接。本稿執筆時点での最新版は SCID-5 であるが、研究実施当時はその時点での最新版である SCID-IV を使用した。

2 版(Beck Depression Inventory: BDI-II)、社交不安症に該当していればリーボ
ヴィッツ社交不安尺度(Liebowitz Social Anxiety Scale: LSAS)等〕や、生活障
害の程度などを測定する自己記入式評価尺度を設定した。これにより、介入
によって患者の主観的な重症度が変化するかどうかを評価している。

　そのほか、ステップ❸でも少し触れたが、本研究では「I(認知行動療法)」
がどのように効果を示すのかの検証も目的としており、そのために副次的な
評価項目も設定している。たとえば、統一プロトコルは、患者/クライエント
の感情調整の方法を変容させることを通じて、気分症状が改善していくこと
を想定している。そこで本研究では、患者の感情調整の方法の変化と気分症
状の変化との関係を調べるため、感情調整の方法を測定することを計画し
た。この感情調整の手段として用いる方法を評価するための尺度として、本
研究では「感情調節スキル尺度(Emotion Regulation Skills Questionnaire:
ERSQ)」と呼ばれる自己記入式評価尺度を設定した。本研究ではそのほかに
も多数の尺度を設定し使用しているが、詳細については筆者らの論文を参照
いただきたい。

ステップ❺：評価を実施する

　心理士のオオエさん(評価者)は、評価手順に則り、SCID-IV における概観
の聴取を開始した。

　患者 C さんに概観を聞いていく中で、困りごとの大部分はやはりパニック
発作に関連しているようであったため、パニック障害についての質問が含ま
れる、SCID-IV の F モジュール(不安障害)から聞き取りを始めた。【A から順
に聞き取る方法もあるが、本研究では患者の主訴に最も近いと考えられるモ
ジュールから適宜聞き取っていくよう取り決めた】

　SCID-IV の A〜J モジュールまで聞き取りした結果は以下の通りであった。
なお、SCID-IV では、DSM-IV-TR における疾患分類に対応した一連の質問群
を「モジュール」と呼んでいる。本研究では、A モジュール〔気分エピソー
ド(うつや躁エピソードが含まれる)〕から F モジュール(不安障害)までを使
用した。

・A モジュールでの該当項目：大うつ病エピソード
・B モジュールでの該当項目：なし

・Cモジュールでの該当項目：なし
・Dモジュールでの該当項目：大うつ病性障害（現在）
・Eモジュールでの該当項目：なし
・Fモジュールでの該当項目：パニック症（現在）

ここまでで予定されていた90分に近づいており、第1回目の症状評価を予定通り終了することとした。

心理士オオエ（評価者）：それではまた来週、同じ時間にお待ちしています。もし何かありましたら遠慮なく連絡をください。

患者C：わかりました。ありがとうございました。

　本研究では毎週、研究において評価者を担当するスタッフが中心となって主催する「評価者会議」（表2-9）と呼ばれるミーティングを開催することになっていた。評価者会議では、実施した評価の結果の共有や疑問点に関する議論、今後の評価スケジュールの確認などが行われる。今回、心理士のオオエさんが実施した症状評価も、評価者会議で検討された。

評価者会議（10月13日）

心理士オオエ（評価者）：今回の症状評価の結果、SCIDでは大うつ病性障害とパニック症に該当しました。現時点で研究における包含基準を満たしており、除外基準には該当しませんので、2回目の症状評価に進みたいと思います。ただ一点検討してほしい点があります。Fモジュールの社交恐怖症が該当するかどうかで迷っています。人前で何かをすることへの恐怖があるそうなのですが、何が起こりそうで怖いのかを聞くと、「パニック発作が起こって倒れてしまうのではないか？」という心配があるということでした。これは社交恐怖症の症状に含めたほうがいいのか、それともパニック症の症状の1つとして捉えたほうがいいのかどうかで悩んでいます。

評価チームメンバーD：たとえば発症時期はどうですか？　パニック症を発症してから人前が怖くなったのか、あるいはそもそも社交恐怖症の症状があって、パニックの症状も加わってきたのか。

心理士オオエ：もともと人前は苦手だったそうです。ただ、パニックの症状が起こるようになってから、人前に出ることへの恐怖感はとても強くなっ

たそうです。

評価チームメンバーE：パニック発作の結果でも、それと関係なくてもいいんですが、「人前で何かをすることで、恥ずかしい思いをするんじゃないか？」という心配はおありなんですか？

心理士オオエ：そこは確認できていませんでした。次回の評価で確認したいと思います。

第2来院日：症状評価2回目（10月14日）

心理士オオエ（評価者）：本日もよろしくお願いします。前回からいかがですか？

患者C：特に変わりありません。

心理士オオエ：では、本日も進めていきましょう。

　2回目の症状評価は、手順に従ってハミルトンうつ病評価尺度（Hamilton Depression Rating Scale: HAM-D）とハミルトン不安評価尺度（Hamilton Anxiety Scale: HAM-A）を実施したほか、評価者会議で提案された社交恐怖に関連する項目の確認をSCIDに基づいて行った。**【周囲から否定的な評価を受けることに対する不安の確認】**　HAM-D、HAM-AおよびSCIDの結果は以下の通りであった。

- ・HAM-D：14点（中等症）
- ・HAM-A：28点（重症）
- ・SCIDの社交恐怖症：該当なし

心理士オオエ（評価者）：長時間の、しかも2回にわたる症状評価、お疲れさまでした。

患者C：いえ、むしろ色々聞いてくださってよかったです。

心理士オオエ：ここまでの結果については、研究チーム内の会議で話し合って、今回の研究参加がCさんにとって適切かどうかを検討させていただきます。結果の説明はまた来週、別の者が担当します。お待たせしてしまって申し訳ありませんが、よろしくお願いいたします。**【研究の今後の流れ**

についての説明】
患者C：こちらこそ、よろしくお願いします。

　2回目の症状評価の終了後、研究チーム内のアセスメント班が主催する評価者会議を実施した。

評価者会議（10月20日）

心理士オオエ（評価者）：2回目の症状評価の結果、HAM-Dは14点、HAM-Aは28点でした。また、前回相談させていただいたSCIDの社交恐怖症についても確認しました。「人前で恥ずかしい思いをする不安ということよりも、パニック発作で死にそうな思いをすることが怖い」ということでした。**【周囲から否定的な評価を受けることに対する不安の否定】** ですので、社交恐怖症というよりも、パニック症の症状の一部として捉えたほうがいいのかなと考えています。ここまでの評価を総合すると、包含基準を満たし、除外基準には該当しませんので、研究組み入れということでいいかと思うのですが、いかがでしょうか？

評価チームメンバーD：参加者の先生方、何か疑問点などはありませんか？
参加者一同：大丈夫です。
評価チームメンバーD：では、この方は組み入れということで進めましょう。オオエ先生、お疲れさまでした。
心理士オオエ：ありがとうございました。

ステップ❻：仮説と評価結果を照らし合わせる

　SCIDも含めたここまでの聞き取りを総合すると、この患者/クライエントの症状はうつ病とパニック症に該当するようであった。
　今回の症状評価で明らかにしようとしていた、「この患者は包含基準を満たし、かつ除外基準を満たさない」という仮説を支持する結果であった。

ステップ❼：評価結果をまとめる

　本研究では、治療者用と患者用とを分けて評価結果をまとめたフォーマットを用意している。今回の結果をそれぞれ表 2-10、図 2-4 に示す。

表 2-10　介入前の治療者用症状評価結果

［実 施 日］XX 年 10 月 7 日、14 日

［氏　　名］○○○○

［主　　訴］急にめまいや動悸が出てしまい、困っている。認知行動療法を希望。

［背景情報］3X 歳、女性。独居。これまで精神的な問題を呈したことはない。生育歴に特記事項はなし。

［経　　緯］XX 年 XX 月に会社のプロジェクトで大きなミスをして以来、いまひとつ気分の晴れない日々が続いていた。ある晩、ベッドでうとうとしていた際に最初のパニック発作を経験した。同時期より会社に向かおうとする電車の中で急なめまいや動悸に襲われるようになり、身体的な問題を懸念して近医内科を受診した。精査の結果、身体的な問題は同定されなかった。こうした発作への不安は次第に高まり、電車を降りなければならず会社に遅刻することもあった。外出の機会が減り、休みの日は寝込むことも増えた。遅刻の増加や顔色の優れない様子を心配した上司との面談でこうした状況が把握され、産業医との面接後、XX 年 XX 月 XX 日に当院を紹介初診し、主治医によりパニック症の疑いで研究へ紹介された。

［評価尺度］：SCID、GRID-HAMD、HAM-A。

［行動観察］身なりの整った女性。質問の意図を理解し応答は的確。

［査定結果］SCID うつ病（軽症）およびパニック症（中等症）に該当。GRID-HAMD は 14 点（中等症）、HAM-A は 28 点（重症）。

［解　　釈］本人の主な訴えはめまいや動悸といったパニック症状であったが、SCID による聞き取りではパニック症に加え、うつ病の基準を満たした。GRID-HAMD 全体で中等症相当の点数であったことに加え、不安に関連した項目である「不安の精神症状」や「不安の身体症状」の項目における重症度評価でも中等度（それぞれ 3 点と 3 点）と評定された。HAM-A ではパニック発作による症状を差し引いても重症相当の点数であった。現在は何とか出社して仕事をすることはできているが、頻回の遅刻が生じていることに加え、仕事の効率・質ともに以前状態とはほど遠く、機能障害は中等症レベルと考えられる。職場は患者の治療に理解を示しており、周囲のサポートは得られているようである。…〈略〉…。

［推奨される方針］研究に参加し、統一プロトコルによる介入を実施することを検討する。

SCID：Structured Clinical Interview for DSM、GRID-HAMD：GRID ハミルトンうつ病尺度、HAM-A：ハミルトン不安評価尺度。

JUNP study

症状評価結果

不安障害とうつ病併存障害に対する診断横断的な認知行動療法の有効性に関するランダム化比較試験

症状評価にご協力いただきありがとうございました。
追跡評価の結果が出ましたので、ご報告いたします。
ご不明の点がございましたら、ご遠慮なく担当者までお問い合わせ下さい。

20XX 年　10月 7 日、14 日　実施
20XX 年　　XX 月 XX 日　報告

お問い合わせ先
〒187-8551　東京都小平市小川東町四丁目1番1号
国立研究開発法人国立精神・神経医療研究センター
認知行動療法センター
電話番号 XXXX-XX-XXXX

主任研究者：伊藤正哉
認知行動療法担当：XXXX

◆精神科診断面接で該当した診断：大うつ病エピソード（現在）、パニック障害

◆うつと不安の症状評価結果

他者評価（面接）によるうつと不安の症状
・HAMA（不安）：28 点（重症度：　）
・HAMD（うつ）：14 点（重症度：　）

自己評価による不安とうつの症状
・OASIS（不安）：16 点
・ODSIS（うつ）：11 点

うつと不安の症状評価の得点の推移

（グラフ：HAMA・HAMD、OASIS・ODSIS　凡例：開始前、10週後、21週後、43週後）

※点線は、臨床群の平均です。

◆その他の評価結果

		得点の目安			あなたの得点			
		健常者	うつ病	不安症	開始前	10週	21週	43週
SDISS	生活の支障度	7.8	13.4	14.5	16			
SOA	自分からしにくい感覚	20.2	9.7	9.5	10			
EPQR	神経質な傾向	4.6	9.5	9.2	11			
ASI	不安に対する敏感さ	29.8	38.9	42.1	48			
ERSQ	感情への上手な対処	74.7	71.3	72.8	72			

※点数は「軽症」と「正常範囲」の項目です。

治療担当者からのコメント

面接の際に直接お話しするとともに、メモをお書き込みさせていただきます。

図 2-4　介入前の患者用症状評価結果

ステップ❽：方針を立てる

　本研究においては、評価者ではなく、介入を担当するスタッフから症状評価の結果を伝え、方針を患者と相談していく。

評価結果のフィードバック（10 月 25 日）

心理士 F（担当セラピスト）：（面接の途中に評価結果の書面をみせながら）私は心理士なので医学的な診断をすることはできないのですが、今回 SCID という検査をしたところ、検査上ではパニック症と、そのほかにいわゆるうつ病の基準に当てはまっているようでした。【診断ではなく、あくまで検査の結果であることの説明】

患者 C：ということは、私はパニック症だけじゃなくて、うつ病もあるということですか？

心理士 F：最終的には様々な要素を勘案して医師が判断しますので、ここではっきりお答えすることはできませんが、1 つの検査の結果としては基準を満たしているので可能性は高いということになるかと思います。ご自身の感覚としてはいかがですか？【フィードバックを求める】

患者 C：そうですね……。医師からは「パニック症」とは言われていましたが、「うつ」とは言われていなかったので正直びっくりしてます。でも、専門家の方がそう言われるのなら、そうなのかなと……。

心理士 F：それから、落ち込みやうつに関する症状について評価する HAM-D という検査も受けていただきました。結果は 14 点で、中等症程度の水準にあるようでした。そのあたり、ご自身の感覚としてはいかがですか？

患者 C：うつ病に当てはまるということだったので、そういうことなのかなと思います。

心理士 F：また、不安に関する症状について評価する HAM-A という評価尺度は 28 点で、こちらは重症の水準でした。

患者 C：かなり重いということですね。

心理士 F：こうした検査の結果などを踏まえますと、C さんはパニック症の症状に悩まされるようになり、それに伴って気分の落ち込みも強くなってきて、うつ病に近い水準にまでなっておられるということなのかなと思い

ます。

患者Ｃ：そうすると、今回の研究に参加するのはむずかしいんでしょうか？

心理士Ｆ：いえ、それは大丈夫です。この研究で検証しようとしている介入法である統一プロトコルは、うつ病でもパニック症でも、統一のプロトコルで対応できるというのが特徴です。いくつかの疾患が同時にあったとしても、今回の研究にはご参加いただけます。研究に参加されることについて、あらためて今のお気持ちはいかがですか？

患者Ｃ：参加できるんですね。よかったです。それに期待して来ているので、ぜひお願いしたいと思います。

心理士Ｆ：ありがとうございます。それでは、これから統一プロトコルを進めていくにあたってお伺いしておきたい事柄についてお聞かせいただければと思います。

（ケースフォーミュレーションのためのインテーク面接へ進む）

　ここまでが介入前の症状評価で行われる８ステップとなる。結果の説明の際には、一方的な情報の押し付けにならないよう、適宜患者/クライエントに対してフィードバックを求め、患者/クライエントの思いを傾聴しながら相互のやりとりの中で結果を共有する。ここからは、介入中に継続して行われる症状評価の例を示す。

❷ 臨床研究における心理介入中の随時症状評価

　本研究では、実臨床で行われるような査定（ケースフォーミュレーション等）に加えて、(1)検証しようとしている介入（統一プロトコル）の有効性を検討するため、また、(2)感情抑制に関する尺度の変化との関係性を検討することで、介入の効果が理論通りに発現しているかどうかを確認する目的もあり、自己記入式質問紙を毎週実施する。質問紙はセッション終了時にホームワークとともに患者に手渡し、次回のセッションまでに記入してきてもらう。

　認知行動療法に分類される介入においては、こうした簡単な尺度をセッション前に実施しておくことで、前回からどのような変化があったかを大まかに把握することができるとともに、調子をざっくりと聞く呼び水としても利用できるため、活用されることが多い（例：落ち込みの程度の点数が先週か

ら 3 点くらい改善しているようですね。ご自身の感覚としてはいかがです
か？）。

3　臨床研究における心理介入中の中間症状評価

　介入（本研究では認知行動療法）によって症状がどのように変化したかをエ
ビデンスに基づく方法で確認し、介入前の 8 ステップのうちの「ステップ❸：
仮説を立て、整理する」の段階で設定した PICO を検証するための症状評価
を実施する。本研究では、介入（待機）期間のちょうど中間で症状評価面接を
行っている。研究上、理想的にはセッションごとにこうした評価を行うとよ
いのかもしれないが、患者と医療者双方の負担を考慮し、一定期間をおいて
実施することが一般的であろう。

　介入前に設定し実施した尺度を再度実施することによって、患者の症状が
どのように変化したかを確認できる。その際、信頼性（第 1 章「ビネット①
なぜ物差しが必要か？」参照）、特に「再検査信頼性」と呼ばれる類の信頼性
が担保された尺度を用いることが肝要である。そうすることで、評価者の感
覚頼りではなく、ある程度の根拠をもって患者の変化を評価できるようになる。

　今回例示した臨床試験では、PICO の「O（気分症状やそれに伴う生活障害
が改善するのではないか？）」という点を検証するために、評価者評定式の尺
度として SCID および GRID-HAMD、HAM-A を設定した。

盲検化された評価者による、介入中の中間症状評価（1 月 15 日）

心理士オオエ（評価者）：お久しぶりです。今日は、以前お会いしてから現在
までの調子がどうだったかをお伺いさせていただきたいと思っています。
担当者（心理士 F）から説明があったかと思いますが、C さんが現在、認知
行動療法を受けているか、それともお待ちいただいているのかが私にわ
かってしまうと公平な立場での判断ができなくなってしまいますので、C
さんが認知行動療法をお受けになられていたか、それともお待ちいただい
ていたのかがわかってしまうような情報はお話しにならないよう、気を付
けていただければと思います。よろしくお願いします。**【症状評価担当者
に対する盲検化（マスキング。治療を受けている群か、そうでない群なのか**

わからないようにしておくこと）の重要性と、盲検化を維持するために患者/クライエントに協力してほしい注意点についての説明】

患者 C：わかりました。よろしくお願いします。

HAM-D、HAM-A および SCID の結果は以下の通りであった。
・HAM-D：12 点（軽症）
・HAM-A：26 点（重症）
・SCID の該当項目：大うつ病性障害（現在）、パニック症（現在）

患者用症状評価結果を図 2-5 に示す。中間症状評価終了後、研究において評価者を担当するスタッフが主催する評価者会議を実施した。

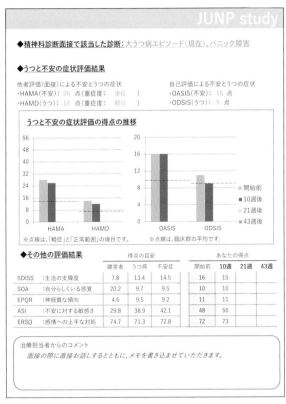

図 2-5　**介入期間中の中間時点における患者用症状評価結果**

中間症状評価を終えての評価者会議(1 月 22 日)

心理士オオエ(評価者)：今回の結果、SCID では大うつ病性障害とパニック症に該当しました。

評価チームメンバー E：介入前評価で該当していた疾患は外れませんでしたね。

心理士オオエ：はい。ただ、HAM-D は 12 点、HAM-A は 26 点と、多少の改善がみられました。有害事象なども特にないようです。

評価チームメンバー G：それはよかったですね。介入群か待機群かについての印象はいかがですか？

心理士オオエ：多少ではありますが改善がみられたので、介入群かなと。期待も込めて思ってしまいますね。

評価チームメンバー G：そうですね。とはいえ、客観的な判断ができるように注意していきたいですね。**【症状評価担当者の期待(バイアス)が症状評価の結果に影響しないように注意喚起】**

心理士オオエ：はい。ありがとうございます。

評価チームメンバー D：参加者の先生方、ほかに疑問点などありませんか？

参加者一同：大丈夫です。

評価チームメンバー D：では、介入(期間)終了後の結果を楽しみにしておきたいと思います。オオエ先生、お疲れさまでした。

心理士オオエ：ありがとうございました。

4 臨床研究における心理介入後の症状評価

　中間症状評価と同様に、PICO の「O(気分症状やそれに伴う生活障害が改善するのではないか？)」を検証するために、介入(待機)期間終了時点において、評価者評定式の尺度として SCID および GRID-HAMD、HAM-A を設定し、実施した。

介入後の症状評価（2 月 28 日）

心理士オオエ（評価者）：お久しぶりです。今日は、以前お会いしてから現在までの調子がどうであったかをお伺いしたいと思っています。前回と同様に、C さんが認知行動療法をお受けになられていたか、それともお待ちいただいていたのかが私にはわからないようにしておきたいので、それがわかってしまうような情報はお話しにならないよう、気を付けてください。**【症状評価担当者に対する盲検化（マスキング）の重要性と、それを維持するために患者/クライエントに協力してほしい注意点についての説明】**よろしくお願いします。

患者 C：わかりました。よろしくお願いします。

HAM-D、HAM-A および SCID の結果は以下の通りであった。
・HAM-D：7 点（閾値下）
・HAM-A：15 点（軽症）
・SCID の該当項目：大うつ病性障害（部分寛解）、パニック障害（現在）
　介入後の患者用症状評価結果を図 2-6 に示す。介入後の症状評価終了後、研究チーム内のアセスメント班が主催する評価者会議を実施した。

介入後の症状評価のあとの評価者会議（3 月 5 日）

心理士オオエ（評価者）：今回の結果、SCID ではパニック障害だけが該当ということになりました。HAM-D は 7 点、HAM-A は 15 点と、状態は改善しているようです。有害事象なども特にありません。

評価チームメンバー G：それはよかったですね。介入群か待機群かについての印象はいかがですか？

心理士オオエ：改善がみられたので、やはり介入群かなと思ってしまいますね。

評価チームメンバー G：確かにそうですね。そうだといいですね。介入群だという確信をもつような情報、つまり盲検化の失敗につながるような情報はありませんでしたか？ **【盲検化（マスキング）が維持できているかどうかの確認】**

心理士オオエ：はい、ありませんでした。

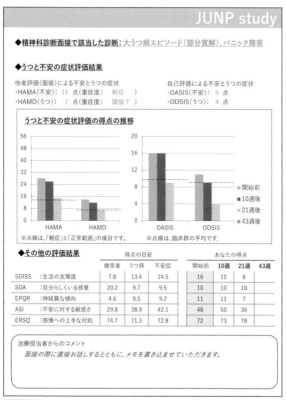

図 2-6　**介入後の患者用症状評価結果**

> 評価チームメンバー G：わかりました。それもよかったです。
> 評価チームメンバー D：参加者の先生方、ほかに疑問点などありませんか？
> 参加者一同：大丈夫です。
> 評価チームメンバー D：では、フォローアップの症状評価もまたよろしくお
> 　願いします。オオエ先生、お疲れさまでした。
> 心理士オオエ：ありがとうございました。

　この研究では、介入後の症状評価の結果は評価者ではなく、介入担当者か
ら患者/クライエントに伝えることになっている。

介入後の症状評価のあとのセラピストによるフィードバック（3月5日）

心理士F(担当セラピスト)：（フォローアップ面接にて）先日は症状評価お疲れさまでした。また、認知行動療法もこれまでよくがんばってこられましたね。（評価結果の書面を見せながら）このような結果になったようですね。パニック障害の基準は外れませんでしたが、うつの基準には当てはまらなくなりました。HAM-D や HAM-A もよくなっていますね。ご自身としてはいかがですか？【フィードバックを求める】

患者C：先日のセッションでもお話しさせていただきましたが、認知行動療法を受けてみて、「こうすればいいのか」ということがわかってきたような気がします。症状自体にとらわれるというか、気にすることが減ってきて、気づいたら症状に困らされることが減ってきたように思います。

心理士F：それが聞けて私も嬉しいです。ここでの経験を活かして、引き続き取り組んでいただければと思います。

患者C：ぜひそうしたいと思います。どうもありがとうございました。

心理士F：こちらこそ、ありがとうございました。

5 事例のまとめ（表2-11）

　本事例では、「第1章 エビデンスに基づく臨床査定の基本」で紹介された介入前の臨床査定の8ステップについてより具体的にイメージしてもらうことを目的として、筆者らが過去に実施した臨床研究における臨床査定の一場面を例にとって紹介した。評価尺度を用いた臨床査定において取り入れたい要素が可能なかぎり取り入れられており、臨床査定の理想形の1つとしてみてもよいだろう。

　実際の臨床場面では、時間的・人的制約など様々な要因によって、ここまで充実した臨床査定を実施することはむずかしいであろう。本事例や「第1章 エビデンスに基づく臨床査定の基本」で紹介した臨床査定の考え方や実施法を参考に、それぞれの現場に合わせた臨床査定の実践につなげてほしい。

表 2-11 　**事例のまとめ**

ステップ❶：**知りたいことを明確にする**：「この患者/クライエントは研究（うつ病と不安症に対する統一プロトコルの有効性検証試験）の参加者として適格であるかどうか」を確認する。

ステップ❷：**基本情報を得る**：研究チームで利用している「基礎情報記入票」を確認する。また、臨床研究に特有の事情について患者/クライエントに説明を行う。

ステップ❸：**仮説を立て、整理する**：研究で設定されている PICO を確認する。本研究で設定している「P（主たる問題）」は「何らかのうつ病や不安症」であった。

ステップ❹：**評価法を選ぶ**：多くの臨床研究ではあらかじめ評価法が決められている。本研究では様々な尺度を使用したが、中でも主要な尺度は次の 2 つであった。①診断基準への当てはまりを確認するための SCID-IV、②うつ・不安症状の重症度を測定するために GRID-HAMD。

ステップ❺：**評価を行う**：2 日間にわたって実施した。1 日目は SCID-IV、2 日目は GRID-HAMD および HAM-A を実施した。評価実施後には評価者会議を開催し、評価上の疑問や懸念などをチームで検討した。

ステップ❻：**仮説を検証する**：SCID-IV および GRID-HAMD を用いた聞き取りの結果、患者/クライエントの症状はうつ病およびパニック症の基準を満たし、GRID-HAMD で 14 点に相当する症状が認められた。これにより、本研究の包含基準 a、b を満たすことが確認された。その他の情報も合わせると、この患者/クライエントは本研究の包含基準をすべて満たし、除外基準には該当しないことが確認された。

ステップ❼：**評価結果をまとめる**：SCID でうつ病およびパニック症の診断基準に該当した。GRID-HAMD は 14 点（中等症）、HAM-A は 28 点（重症）。自己記入式質問紙の結果については患者用症状評価結果を参照。

ステップ❽：**方針を立てる**：本研究では評価者の盲検化（患者がすぐに認知行動療法を受ける群か、そうでない群かがわからないようにしておく）を維持するため、症状評価の結果は認知行動療法担当者から伝えられた。二人は共有意思決定のもと、本研究に参加し、「統一プロトコル」と呼ばれる認知行動療法を実施することとなった。

SCID：Structured Clinical Interview for DSM、GRID-HAMD：GRID ハミルトンうつ病評価尺度、HAM-A：ハミルトン不安評価尺度。

査定の心得：実施法に慣れる

トレーニング中の評価者が模擬患者に対して、初めて GRID-HAMD を用いてロールプレイを実施しています。

評価者：最初の質問なんですけど、えっと、抑うつ気分というものについてお伺いできればと思うんですけど、えっとこれは……あ、ちょっとお待ちください……（評価用紙に目をやり、質問項目を黙読している）……はい、お待たせしました。この1週間のご気分はいかがでしたか？

患者：気分、そうですね、落ち込むことが多かったです。

評価者：あとは、気持ちが、落ち込んだり憂うつに感じたりすることはありましたか？

患者：ええ、ありました。

評価者：えーっと、ちょ、ちょっと待ってもらっていいですか。

患者：はい。

評価者：（再び評価用紙の説明を黙読し、次に何を聞くのか確認している）えーっと……はいはいはい、えっと今いろいろ教えていただいたと思うんですけど、今おっしゃっていた気持ちってどれくらい強かったですか？

患者：そこそこ強かったですね。

評価者：（評価用紙に目をやり、どこにスコアを書き込むかを確認している）うん、いいのか。（顔を上げ、質問を再開する）次、頻度で、この1週間にどれくらいの頻度でありましたか？

患者：頻度というと、何日とかそういうふうにお答えしたらよいでしょうか。

評価者：そうですね、ちょっとお待ちくださいね……（評価用紙に目をやり、確認している。30秒ほどしてから）そう、そうですね、1週間に何日っていうことでもいいんですけど、あれですね、1週間を100%として、そのうちの何パーセントくらいの時間、そういう気持ちがある時間帯というか、割合っていうんですかね、それもいいみたいなんですけど、どうです

　か？
患者：何日かっていうと、週に 3 日はありましたね。
評価者：はい。では次いきますね。

　　評価者が使用する尺度の実施法に慣れていないと、たどたどしく質問文を
読み上げたり、途中で評定法がわからなくなり、評価用紙上で視線をさまよ
わせながら確認したりすることになる。また、評価者が患者/クライエントに
何を質問しようとしているのか理解せずに進めていくと、患者/クライエン
トからその質問の意図について尋ねられたときにとっさに答えられず、あわ
ててしまうこともある。こうしたやりとりが繰り返されると、全体の評価時
間が長くなってしまう。また、評価者が質問項目を読み上げることや実施す
ることで精一杯になると、患者/クライエントへの気遣いや関係構築に意識
が向きづらくなる。したがって、評価者はそれぞれの質問項目の意図が何で
あり、そのためにどのようなことを聞いていくのかを十分に理解したうえで
実施することが重要である。

ビネット⑤　うつ？　強迫症？　どうしたらいいか困ったら……

> ある日、スタッフルームでヤマグチさん（先輩）とオオエさん（後輩）が話し合っています。

ヤマグチ：（翌日の初回面接に向けて記録をみながら）うーん……。

オオエ：どうしました？

ヤマグチ：明日の面接なんだけど、この患者さんの記録を読むとうつ病が疑われるんだ。BDI（Beck Depression Inventory：ベック抑うつ質問票）のスコアもかなり高くて、紹介元の情報提供書にもうつ病で薬物療法をしてきたことが書かれていてね。

オオエ：前回のカンファレンスでスタッフから報告のあった患者さんですね。覚えています。

ヤマグチ：そう。うつ病に対する認知行動療法を希望してこちらに紹介されてきた方なんだよね。どうなんだろうなあ……。

オオエ：何か引っかかるところでも？

ヤマグチ：「外に出られない」、「些細なことが気になって疲れてしまう」というくだりが気になって。

オオエ：うつ病の患者さんで、重度で外に出られない方はいますよね。ということは、比較的重度な方なんでしょうか。明日来られるか気になりますね……。「些細なことが気になる」というのは、自分がしたことを後悔しているようであれば罪責感とも考えられますね。

ヤマグチ：うん。それが、外出ができなかったり些細なことが気になり始めたのは、うつ症状の出現よりも前なんだよね。そうなると、別の問題があるかもしれないよね。

オオエ：ああ、なるほど。それならうつ病の薬物療法で改善がみられないのもわかりますね。些細なことが気になったり外出できなくなったり、しばらくしてからうつ病のエピソードが始まって薬物療法を開始したものの一向によくならない、ということですね。

ヤマグチ：1 つ考えられるのは強迫症で、確認強迫の場合は、出かける前に
　も家中確認することにひどく時間がかかって、やっと出かけたとしてもま
　た戻って確認するということもあるよね？　うん、場合によっては、うつ
　病以外の可能性も考える必要がありそうだね。この患者さんは強迫症の可
　能性もあるかもしれない。

オオエ：強迫症ですか、ということは Y-BOCS（Yale-Brown Obsessive-Com-
　pulsive Scale：エール・ブラウン強迫観念・強迫行為尺度）ですね！

ヤマグチ：尺度について色々調べてわかっているね。うん、確かに強迫症だ
　とある程度あたりがついているなら Y-BOCS を実施したいね。でもちょっ
　と考えてみてごらん。Y-BOCS は、強迫観念と強迫行為の症状チェックリ
　ストがあって、一つひとつ聞いていくのにすごく時間がかかるよね？

オオエ：そうですね……。あ！　それにもし確認強迫だとすると、質問を読
　み直したり、前の質問に戻ることを求められたりすることも考えられるの
　で、さらに時間がかかるかもしれないですね。

ヤマグチ：うん、つまり今回のケースは、記録を読んだかぎりではうつ病か
　もしれないし、強迫症かもしれない。だから疑いの段階ですぐ重症度評価
　の尺度を使うよりは、まず SCID（Structured Clinical Interview for DSM）を
　とってみるといいと思う。

オオエ：SCID ですか？

ヤマグチ：そう。うつ病と決めてかかると他の疾患、特に今回の場合は強迫
　症を取りこぼすかもしれないし、治療方針にも影響してくるから。まず
　SCID で強迫症に該当するか確認して、該当すれば、どういう症状があるか
　を Y-BOCS で詳しくみていったほうがよさそうに思う。

オオエ：そうですね。尺度は山ほどあるけど、査定の目的に応じて適切な尺
　度を選んでいく必要があるということですね。それに SCID は、症状が該
　当しなければ途中で打ち切ることができますしね。

ヤマグチ：そういえば、生育歴の聴取をしっかりしていないようだね。SCID
　の概観で丁寧に聞き取る必要があるね。

オオエ：あと、もし強迫症なら、強迫の内容によっては、いきなりそれを話
　すことをためらって、本当に困っていることを話題にすることを避ける方
　もいます。面接の中盤になって「実は……」と打ち明けられたことがあり

ました。

ヤマグチ：うん、「こんなおかしなことを自分は考えていて、治療者にどう思われるだろう？」って気にする方もいるよね。性的観念だったり、ほかにも手洗いの細かいルールとか。初回面接では、特にその方の困りごとをノーマライゼーションして聞いていくことが大事になってくるね。

オオエ：ええ。あとは Y-BOCS をとっていると、「これも強迫症状なんですか？」と驚かれる方もいます。つまり、自分の頭の中でずっと認知的なことをしているのが精神的な問題と関連しているという発想がない人もいますよね。

ヤマグチ：そうだね、だからアセスメントをすること自体が患者さん自身の症状理解にもつながっているということだね。

B 様々な尺度とその活用

　本節では、臨床現場で遭遇する可能性の高い、抑うつ・不安症状を測定する尺度を紹介する。紹介する尺度の選定にあたっては、国内外の臨床試験での使用状況、優れたレビュー論文（Majら、2020、Steinら、2021 等）や書籍（Antonyら、2020 等）を参考にした。抑うつ・不安を主たる症状とする各疾患について、原則、面接式および自己記入式の尺度を1つずつ（抑うつ症状のみ2つ）、また、精神科診断を検討できる面接式尺度として SCID（Structured Clinical Interview for DSM）および精神疾患簡易構造化面接法（Mini-International Neuropsychiatric Interview: M.I.N.I.）の2つを選定した。本書では、臨床および研究で用いられる頻度が高い、いわゆるゴールドスタンダードおよびそれに準ずると考えられる尺度に限定して紹介するため、尺度の網羅的な把握という目的の場合には、ほかの良書にあたられたい（山内ら、2015 等）。

　本節における各尺度の紹介は、比較して理解しやすいよう、基本的に同じ構成となっている。まず、各尺度の紹介における構成要素について説明する。

1 用途別の推奨度

　尺度の用途は様々である。ここでは、①スクリーニング、②介入前後の重症度評価、③介入中の症状モニタリングという3つの用途を取り上げ、当該尺度をそれぞれの用途で用いる際の推奨度を星の数（3段階）で表現した。「①スクリーニング」では、主にプライマリ・ケアなどの領域で、専門家・患者/クライエント側の双方にとって作業的・時間的負担が少なく、かつ、カットオフ値などが定められており、精度よく標的となる障害への該当・非該当が判断できる尺度がより有用と考えられる。「②介入前後の重症度評価」では、何かしらの治療が行われる際に、その介入の前後で実施することで、その介入法の効果を判定したり、その後の治療方針の策定に活かすことができる尺度がより有用と考えられる。「③介入中の症状モニタリング」では、介入中の患者/クライエントの症状の変化を短時間に測定できる尺度がより有用と考

えられる。

2 プロフィール

　ここでは、各尺度の基本的な特徴についてまとめた。補足説明が必要な事柄についても言及した。

検査タイプ

　本節で紹介する尺度の多くは、①非構造化面接式、②半構造化面接式、③自己記入式のいずれかに分類される。①非構造化面接式とは、実施法や質問項目などが明示的には定められておらず、専門家が当該項目を評価するうえで必要な質問を患者/クライエントに尋ねることで評価を行う面接式の尺度である。一方、②半構造化面接式尺度とは、実施方法や質問項目があらかじめ定められているが、患者/クライエントの回答によっては、追加の質問や確認を行う裁量が一定程度、評価者側に委ねられている面接式の尺度のことを指す。なお、(「半」がつかない)構造化面接式は、本来、上記のような自由度がなく、完全に構造化されている(すなわち、記載されている実施方法・質問からの逸脱を認めない)面接法を指すが、尺度によっては、非構造化面接との対比として、(厳密には半構造化面接式であるが)構造化面接と説明されているものもある。③自己記入式は、文字通り、患者/クライエント自身で記載された質問項目に回答する形式の尺度である。紙、パソコン、タブレットなど、実施媒体にはいくつかバリエーションがある。評価者を必要としない点が最大の長所ではあるが、患者/クライエントが正しく質問内容を理解して回答できるよう、特に初回は、実施前に各質問項目で尋ねたい内容について補足説明をしたり、実施後にその結果に基づいて話し合う機会を設けるといった工夫が重要である。面接式尺度、自己記入式尺度双方の長所・短所を簡単にまとめると、表 2-12 のようになる。

所要時間

　筆者自身の臨床現場での使用やその他専門書内の記述をもとに目安となる

表 2-12　**面接式と自己記入式の長所・短所**

	長所	短所
面接式	詳細に検討できる、反応バイアス(適当な回答、過大・過小な回答等)に対応できる。	時間がかかりがち、評価者の訓練などが必要。
自己記入式	簡便かつ短時間に実施できる、評価者が不要、繰り返し測定するのに適している。	反応バイアスに対応しにくい。

所要時間を記載した。原則として、特に面接式尺度は、症状の重症度がより重度であるほど、該当する精神障害が多いほど、より長い時間を要する。また、評価者の習熟度も所要時間に大きな影響を与える因子として存在するので、あくまで1つの目安として考えたほうがよいだろう。

評価軸

　症状を評価する際の評価軸は、各尺度によって異なる。たとえば、症状の頻度を評価軸に据えている尺度もあれば、症状による苦痛度を評価軸に据えている尺度もあるため、ここでは各尺度が何をもとに症状を評価しているかという点を記載した。

重症度区分

　点数による、軽度・中等度・重度などの区分を指す。尺度自体に重症度区分が示されている場合や、研究論文などにおいて別途検討がなされている場合に、重症度区分を記載した。なお、尺度自体に重症度区分に関する言及がなく、日本語版での検討はなされていないが、原版(主に英語)において重症度区分に関する検討がなされている場合は「参考」として記載した。

3 入手方法

　「この尺度を使用したい」と考えた際、意外と大きな障壁となるのが、「正規の入手ルート・方法はどこか?」という点である。筆者も苦労した経験があるため、特に丁寧に記載した。しかし、使用目的等によって費用や手続き

などが異なる尺度もあるため、最低限必要な情報として、開発者や問い合わせ先を明示した。

4　心理測定学的特性

　日本語版の心理測定学的特性に絞って、主に開発論文に基づいて、言語学的同等性、信頼性、妥当性、因子構造について記述した。その際、「どのような対象（健常者か患者か、外来か入院か等）に対して行われた研究なのか？」という点についても記載するよう心がけた。なお、原版に関する情報は、参考文献にあげた研究論文などを参照されたい。

5　その他

　各尺度の特色については「その他」として取り上げた。たとえば、カットオフ値に関して言及されている尺度については、国内外の研究論文などによって報告されている内容を記載した。

　以上が、本節における尺度紹介の主な構成である。読者の尺度選択の一助となることを願う。

📖 参考文献

Maj, M., Stein, D. J., Parker, G et al. (2020). The clinical characterization of the adult patient with depression aimed at personalization of management. *World Psychiatry,* 19(3), 269-293.

Stein, D. J., Craske, M. G., Rothbaum, B. O et al. (2021). The clinical characterization of the adult patient with an anxiety or related disorder aimed at personalization of management. *World Psychiatry,* 20(3), 336-356.

山内俊雄, 鹿島晴雄. (2015). 精神・心理機能評価ハンドブック, 中山書店.

1 抑うつ症状の主要尺度

本書では、抑うつ症状を測定する主要尺度として、ハミルトンうつ病評価尺度(Hamilton Depression Rating Scale: HAM-D)、ベック抑うつ質問票 第2版(Beck Depression Inventory-2nd Edition: BDI-II)、PHQ-9(Patient Health Questionnaire-9 item)を紹介する。また、これら以外にも優れた尺度があるので、そのうちのいくつかを簡単に紹介する。

1 面接式尺度

抑うつ症状を測定する面接式尺度として、今回主要尺度として選定したHAM-D と双璧をなすのが、Montgomery-Åsberg うつ病評価尺度(Montgomery-Åsberg Depression Rating Scale: MADRS)である(Montgomeryら, 1979、上島ら, 2003)。うつ病によくみられ、かつ、抗うつ薬治療に鋭敏に反応するという基準で選定された10項目からなる。日本語版としては、MADRS の構造化面接ガイド(Structured Interview Guide for MADRS: SIGMA)が開発され(Takahashiら, 2004、Williamsら, 2008)、その解説書が出版されている(稲田, 2013)。

2 自己記入式尺度

抑うつ症状を測定する自己記入式尺度は数多く開発されている。たとえば、疫学研究センターうつ病自己評価尺度(Center for Epidemiologic Studies Depression Scale: CES-D)は、疫学調査での使用を目的として、米国国立精神保健研究所(National Institute of Mental Health: NIMH)によって開発された20項目の尺度であり(Radloff, 1977、島ら, 1985)、保険収載もされている(80点)。千葉テストセンターが出版元であり、購入が可能である。そのほか、自己記入式簡易抑うつ症状尺度(Self-Report version of Quick Inventory of Depressive Symptomatology: QIDS-SR)は、「精神疾患の診断・統計マニュアル 第4版(Diagnostic and Statistical Manual of Mental Disorders 4th Edition: DSM-IV)」の

大うつ病性障害の診断基準に対応した16項目からなる尺度であり（Rushら, 2003、藤澤ら, 2010）、厚生労働省の「うつ病の認知療法・行動療法治療者用マニュアル」内でアセスメントツールの例としてBDI-IIと並んで記載があり、厚生労働省のホームページ内でその質問項目と解説が記載されたPDFファイルが共有されている（パブリックドメインなので無料で使用可）。また、発達・ライフステージという観点でみると、バールソン児童用抑うつ性尺度（Depression Self-Rating Scale for Children: DSRS-C）（Birleson, 1981、村田ら, 1996）や小児抑うつ尺度（Children Depression Inventory: CDI）（Kovacs, 1992、真志田ら, 2009、Ozonoら, 2019）が児童・青年期向け、エジンバラ産後うつ病自己評価票（Edinburgh Postnatal Depression Scale: EPDS）（Coxら, 1987、岡野ら, 1996）が産後向け、老年期うつ病評価尺度（Geriatric Depression Scale-15 item version: GDS-15）（Sheikhら, 1986、杉下ら, 2009）が高齢者向けの抑うつ症状評価尺度となっており、それぞれの対象で抑うつ症状を評価するうえでの工夫がなされている。

📖 参考文献

MADRS

Montgomery, S., & Åsberg, M. (1979). A New Depression Scale Designed to be Sensitive to Change. *British Journal of Psychiatry*, 134(4), 382-389.

上島国利, 樋口輝彦, 田村かおる, 他. (2003). Montgomery Åsberg Depression Rating Scale (MADRS) の日本語訳の作成経緯. 臨床精神薬理, 6, 341-363.

Takahashi, N., Tomita, K., Higuchi, T et al. (2004). The inter-rater reliability of the Japanese version of the Montgomery-Asberg depression rating scale (MADRS) using a structured interview guide for MADRS (SIGMA). *Human Psychopharmacology*, 19(3), 187-192.

稲田俊也 (編). (2013). MADRS を使いこなす―SIGMA を用いた MADRS 日本語版によるうつ病の臨床評価. 改訂第3版. じほう.

Williams, J. B., & Kobak, K. A. (2008). Development and reliability of a structured interview guide for the Montgomery Asberg Depression Rating Scale (SIGMA). The British journal of psychiatry: *The Journal of Mental Science*, 192(1), 52-58.

CES-D

Radloff, L. S. (1977). The CES-D scale: A self report depression scale for research in the general population. *Applied Psychological Measurements*, 1, 385-401.

島 悟, 鹿野達男, 北村俊則. (1985). 新しい抑うつ性自己評価尺度について. 精神医学, 27, 717-723.

千葉テストセンター当該ページ：https://www.chibatc.co.jp/cgi/web/index.cgi?c=catalogue-zoom&pk=136（最終閲覧日 2023 年 2 月 1 日）

QIDS-SR

Rush, A. J., Trivedi, M. H., Ibrahim, H. M et al. (2003). The 16-Item Quick Inventory of Depressive Symptomatology (QIDS), clinician rating (QIDS-C), and self-report (QIDS-SR): a psychometric evaluation in patients with chronic major depression. *Biological Psychiatry*, 54(5), 573-583.

藤澤大介, 中川敦夫, 田島美幸, 他. (2010). 日本語版自己記入式簡易抑うつ尺度（日本語版 QIDS-SR）の開発. ストレス科学, 25, 43-52.

厚生労働省：https://www.mhlw.go.jp/bunya/shougaihoken/kokoro/dl/02.pdf　（最終閲覧日 2023 年 8 月 25 日）

DSRS-C

Birleson P. (1981). The validity of depressive disorder in childhood and the development of a self-rating scale: a research report. *The Journal of Child Psychology and Psychiatry and Allied Disciplines*, 22(1), 73-88.

村田豊久, 清水亜紀, 森陽二郎, 他. (1996). 学校における子どものうつ病—Birleson の小児期うつ病スケールからの検討—. 最新精神医学, 1, 131-138.

DSRS-C を取り扱っている三京房のホームページ：https://www.sankyobo.co.jp/adsrsc.html　（最終閲覧日 2023 年 2 月 1 日）

CDI

Kovacs, M. (1992). Children's Depression Inventory manual. New York: Multi-Health Systems.

真志田直希, 尾形明子, 大園秀一, 他. (2009). 小児抑うつ尺度（Children's Depression Inventory）日本語版作成の試み. 行動療法研究, 35(3), 219-232.

Ozono, S., Nagamitsu, S., Matsuishi, T et al. (2019). Reliability and validity of the Children's Depression Inventory-Japanese version. *Pediatrics International: Official Journal of the Japan Pediatric Society*, 61(11), 1159-1167.

CDI を取り扱う Multi-Health Systems のホームページ（英語）：https://mhs.com/　（最終閲覧日 2023 年 2 月 1 日）

＊現在、原版（英語版）は第 2 版（CDI-II）が用いられているが、日本語版は CDI-II ではなく、CDI-I（初版）のみ、信頼性・妥当性が検討されている。

EPDS

C.ox, J. L., Holden, J. M., & Sagovsky, R. (1987). Detection of postnatal depression. Development of the 10-item Edinburgh Postnatal Depression Scale. *The British Journal of Psychiatry : the Journal of Mental Science*, 150, 782-786.

岡野禎治, 村田真理子, 増地聡子, 他. (1996). 日本版エジンバラ産後うつ病自己評価票 (EPDS) の信頼性と妥当性. 精神科診断学, 7(4), 525-533.

日本産婦人科医会による MCMC（Mental Health Care for Mother & Child）ホームページ内の EPDS ダウンロードページ：https://mcmc.jaog.or.jp/pages/epds　（最終閲覧日 2023 年 2 月 1 日）

GDS-15

Sheikh, J. I., & Yesavage, J. A. (1986). Geriatric Depression Scale (GDS): Recent evidence and development of a shorter version. *Clinical Gerontologist: The Journal of Aging and Mental Health*, 5(1-2), 165-173.

杉下守弘, 朝田　隆. (2009). 高齢者用うつ尺度短縮版—日本版（Geriatric Depression Scale-Short Version-Japanese, GDS-S-J）の作成について. 認知神経科学, 11(1), 87-90.

GDS-15 を取り扱っている新興医学出版社のホームページ：http://shinkoh-igaku.jp/cgi-bin/order_inspection/gds/ordermail.cgi　（最終閲覧日 2023 年 2 月 1 日）

2 ハミルトンうつ病評価尺度 (HAM-D)

　ハミルトンうつ病評価尺度 (Hamilton Depression Rating Scale: HAM-D) [*2] は、英国の精神科医 Max Hamilton 氏によって開発された、うつ病と診断された患者を対象に、抑うつ症状の重症度を査定するための面接式尺度である。1960 年に発表された原版をもとに、現在では様々な改訂版や拡張版、短縮版が開発されている。限界や問題点も指摘されている一方で (例：Bagby ら、2004、Zimmerman ら、2005)、近年でもその有効性は一定程度評価されており (Carrozzino ら、2020)、長きにわたり、抑うつ症状の重症度を査定するゴールドスタンダードとして使用され続けている。なお、同氏が開発した、不安症状の重症度を査定するための面接式尺度として、ハミルトン不安評価尺度 (Hamilton Anxiety Scale: HAM-A) がある。

1 用途別の推奨度

▶ **スクリーニング** ⋯⋯⋯⋯⋯⋯⋯⋯⋯ ☆☆☆
▶ **介入前後の重症度評価** ⋯⋯⋯⋯⋯ ★★★
▶ **介入中の症状モニタリング** ⋯⋯⋯ ★☆☆

頻回の評価は評価者・被評価者の負担が大きいため、基本的には介入前後の重症度評価に用いられる。また、実施に際して、訓練や尺度の内容に習熟していることが求められるため、気軽には用いにくいが、うつ病患者の抑うつ症状の重症度をより専門的に査定したい場合には、この HAM-D か Montgomery-Åsberg うつ病評価尺度 (MADRS) の二択となる。

　主な特長として、以下があげられる。

・ひと口に "HAM-D" と言っても、その項目や実施形式 (すなわち「構造化されているかどうか」) も異なるので、使用の際には、自身がどのバー

[*2] "HAMD" と略す場合や、"Hamilton Rating Scale for Depression (HRSD)" と記載する場合がある。また、(半) 構造化面接化した HAM-D の一部を "SIGHD/SIGH-D (Structured Interview Guide for HAM-D)" と呼ぶことがある。

ジョンを使用する（したい）のかをよく確認する（「3 入手方法」参照）。

・「精神疾患の診断・統計マニュアル（Diagnostic and Statistical Manual of Mental Disorders: DSM）」や国際疾病分類（International Classification of Diseases: ICD）といった国際的な診断分類に基づいて開発されているものではないので、現在の DSM や ICD のうつ病の診断基準には含まれていない症状が含まれていたり（例：不安の精神・身体症状、心気症等）、症状の重み付けが異なったりしている（例：17 項目中 3 項目を睡眠に関する項目が占めている）。

2　プロフィール

検査タイプ	半構造化面接
誰が評価	専門家
誰を評価	患者/クライエント
適用年齢	成人
評価対象期間	過去 1 週間
項目数	21 項目（ただし、項目 18〜21 は追加項目として扱われることが多い）
所要時間	20〜30 分（重症度が軽度であればより短い時間で実施可能であり、重度であればより長い時間を要する）。
項目内容	1. 抑うつ気分、2. 罪責感、3. 自殺、4. 入眠困難、5. 中途覚醒、6. 早朝覚醒、7. 仕事と活動、8. 精神運動制止、9. 精神運動激越、10. 不安の精神症状、11. 不安の身体症状、12. 食欲不振（消化器症状）、13. 全身の身体症状、14. 性的関心（生殖に関する症状）、15. 心気症、16. 体重減少、17. 病識欠如（、18. 日内変動、19. 離人症、20. 被害関係念慮、21. 強迫症状） ＊（　）内の 4 項目は追加項目として扱われることが多い。
評価軸	重症度（頻度、程度、機能障害などを勘案）
件法	（入眠困難、中途覚醒、早朝覚醒、食欲不振、全身の身体症状、性的関心、病識欠如）0〜2 点の 3 件法（0：なし、1：軽度、2：重度） （上記以外）0〜4 点の 5 件法（0：なし、1：軽度、2：中等度、3：重度、4：最重度）
計算方法	項目 1〜17 までの得点をすべて足し合わせる。
レンジ	0〜52 点（点数が高いほど、抑うつ症状がより重度である）
重症度区分	0〜7 点：症状なし、8〜13 点：軽度、14〜18 点：中等度、19〜22 点：重度、23〜52 点：かなり重度
費用	無料
診療報酬	80 点

2022 年 3 月 19 日時点の情報。

3 入手方法

バージョンについて

　前述の通り、HAM-D には数多くのバージョンが存在する。詳細は他の優れた書籍（稲田, 2014）を参照していただきたいが、ここでは特に重要なポイントに絞って説明する。

　HAM-D のバージョンの違いは主に2つの観点で整理される。1つめの観点は項目である。原版は21項目であるが、そのうちの6項目だけを抽出したHAM-D6（Bechら, 1975、Maier and Phillip, 1985）や、原版に4項目を追加したHAM-D25（Millerら, 1985）などがある。そして、2つめの観点は面接の構造化である。HAM-D 原版には、各項目（症状）の評価におけるアンカーポイント（例：どのような症状であれば軽度/中等度であるという基準）が具体的に明示されていない。そのため、実施者によって評価結果がばらついてしまうという懸念がある。そこで、評価者間一致度を高める（すなわち「同じ患者が対象であれば、誰が実施しても同じ結果となる」）ことを目指して、アンカーポイントの明確化および面接手順の構造化がなされた HAM-D がいくつか開発されている。このうちのいくつかを "SIGHD/SIGH-D（Structured Interview Guide for HAM-D）" と呼ぶ。

　本書刊行時点で、筆者が日本語に翻訳されていることを確認できたのは以下のバージョンである。

　①HAM-D24（長崎大学医学部精神神経科, 1983）

　②HAM-D17（長崎大学医学部精神神経科学教室, 1996）

　③Williams 版 SIGHD（中根・Williams, 2003）

　④GRID-HAMD（Tabuseら, 2007）

　⑤STAR*D 版 SIGHD（稲田ら, 2009）

　なお、④GRID-HAMD（Tabuseら, 2007）は "SIGHD" とは表記されないが、半構造化面接に分類される。また、⑤STAR*D 版 SIGHD は、③Williams 版SIGHD をもとに、質問文の一部修正やアンカーポイントに関する補足説明の追加などがなされたバージョンとなる。

各バージョンの入手方法

ここでは、筆者が知る範囲において、現在主に用いられているであろう、GRID-HAMD と STAR*D 版 SIGHD について言及する。

- ・GRID-HAMD：非営利目的の使用であれば、日本臨床精神神経薬理学会のホームページ内「臨床評価尺度」(http://www.jscnp.org/scale/)からダウンロードして使用できる。営利目的の使用の場合は、版権所有者(日本語版は日本臨床精神薬理学会)に連絡をする必要がある。
- ・STAR*D 版 SIGHD：解説書として稲田(2014)があり、その中に質問項目および評価用紙が収載されている。こちらは研究者と臨床家に限って複製が許されている。また、評価シートは日本精神科評価尺度研究会の当該ページ(http://jsprs.org/sheet/hamd-e_sheet.html)でも購入可能である。また、同研究会はトレーニング DVD も販売している(http://jsprs.org/dvd/ham_d_dvd.html)。

SIGHD と GRID-HAMD の違い

上記の 2 バージョンはいずれも HAM-D の半構造化面接版ではあるが、各項目(症状)の評点の付け方が大きく異なる。SIGHD では、当該症状の頻度、程度、機能障害などを勘案したうえで 1 つの評点を付ける。一方で、GRID-HAMD では、横軸に頻度、縦軸に程度(苦痛、機能障害を含む)をとる GRID(グリッド・格子)形式の評点表を用いる。より具体的には、横軸に位置する頻度を 4 段階(なし、ときどき、しばしば、ほとんど常に)、縦軸にある程度を 5 段階(なし、軽度、中等度、重度、最重度)で評価し、それぞれが交わったセルに記載された評点(例：頻度が「ときどき」、程度が「軽度」であれば「1」点)が最終的に与えられる。

4　心理測定学的特性

ここでは、Williams 版 SIGHD と GRID-HAMD に関する心理測定学的特性について言及する。

Williams 版 SIGHD（17 項目）

精神科患者を対象に日本語版の検証がなされている（成田ら，2003）。
- 言語学的同等性：バックトランスレーション法によって担保。
- 信頼性（対象：入院患者 32 名）：Cronbach の信頼性係数 $\alpha = 0.82$、評定者間一致度　分散分析（analysis of variance: ANOVA）級内相関係数（intra-class correlation coefficients: ICC）$= 0.94$
- 妥当性（対象：外来患者9名）：ベック抑うつ質問票（Beck Depression Inventory: BDI）（抑うつ症状を測定）との有意な正の相関（Kendall $\tau b = 0.57$）
- 因子構造：記述なし。

GRID-HAMD（17 項目）

評定者間一致度の向上を目的とした、うつ病の模擬患者の動画を用いた評価訓練の結果が示されている（Tabuseら，2007）。ここでは、その中の心理測定学的特性に関する結果について言及する。
- 言語学的同等性：バックトランスレーション法によって担保。
- 信頼性：（評定者間一致度：訓練前）ANOVA ICC $= 0.93 \sim 0.97$（HAM-D の実施経験の違いに基づいて分けられた4群（未実施群〜6回以上実施経験群の結果）。

この研究では、研究者が模擬患者を対象に GRID-HAMD を実施した動画をみて、実験参加者（精神科医、心理士、医学生）が GRID-HAMD を用いて再度評価する形式がとられており、その結果、訓練前の時点で上記の高い評定者間一致度を示した。

📖 **参考文献**

HAM-D 原版

Hamilton, M. (1960). A rating scale for depression. *Neurology, Neurosurgery and Psychiatry*, 23, 56-62.

HAM-D6 に関する論文①

Bech, P., Gram, L. F., Dein, E et al. (1975). Quantitative rating of depressive states. *Acta psychiatrica Scandinavica*, 51, 161-170.

HAM-D6 に関する論文②

Maier, W., & Phillip, M. (1985). Improving the assessment of severity of depressive states: A reduction of the Hamilton Depressive Scale. *Pharmacopsychiatry*, 18, 114-115.

HAM-D25 に関する論文

Miller, I. W., Bishop, S., Norman, W. H., Maddever, H. (1985). The Modified Hamilton Rating Scale for Depression: reliability and validity. *Psychiatry Research*, 14, 131-142.

HAM-D24 日本語版

長崎大学医学部精神経科. (1983).

HAM-D17 日本語版

長崎大学医学部精神経科学教室. (1996). ハミルトンうつ病評価尺度　Hamilton Depression Scale のガイドライン（改訂版). 長崎大学医学部精神経科学教室機能性精神病精神保健に関する研究とトレーニングのための WHO 地域協力センター.

Williams 版 SIGHD 日本語版

中根允文, Janet B. W. Williams. (2004). HAM-D 構造化面接 SIGH-D 星和書店.

GRID-HAMD 日本語版

日本臨床精神経薬理学会ホームページ内「臨床評価尺度」: http://www.jscnp.org/scale/　（最終閲覧日 2023 年 3 月 27 日）

STAR*D 版 SIGHD 日本語版

稲田俊也, 佐藤康一, 山本暢朋, 他. (2009). SIGH-D/IDS-C 併用版.

　＊下記 HAM-D の解説書（稲田, 2014）に収載

HAM-D に関するレビュー論文①

Bagby, R. M., Ryder, A. G., Schuller, D. R et al. (2004). The Hamilton Depression Rating Scale: has the gold standard become a lead weight?. *American Journal of Psychiatry*, 161, 2163-2177.

HAM-D に関するレビュー論文②

Zimmerman, M., Posternak, M. A., & Chelminski, I. (2005). Is it time to replace the Hamilton Depression Rating Scale as the primary outcome measure in treatment studies of depression? *Journal of Clinical Psychopharmacology*, 25, 105-110.

HAM-D に関するレビュー論文③

Carrozzino, D., Patierno, C., Fava, G. A., & Guidi, J. (2020). The Hamilton Rating Scales for Depression: A critical review of clinimetric properties of different versions. *Psychotherapy and Psychosomatics*, 89, 133-150.

HAM-D の解説書（日本語）

稲田俊也. (2014). HAMD を使いこなす ハミルトンうつ病評価尺度（HAMD）の解説と利用の手引き, 星和書店.

Williams 版 SIGHD 日本語版の心理測定学的検討論文

成田智拓, 金　直淑, 中根允文, 他. (2003). 構造化ハミルトンうつ病評価尺度（Structured Interview Guide for the Hamilton Depression Rating Scale: SIGH-D）の信頼性と妥当性の検討. 臨床精神薬理, 6, 77-82.

GIRD-HAMD 日本語版の心理測定学的検討論文

Tabuse, H., Kalali, A., Azuma, H et al. (2007). The new GRID Hamilton Rating Scale for Depression demonstrates excellent inter-rater reliability for inexperienced and experienced raters before and after training. *Psychiatry Research*, 153, 61-67.

3 ベック抑うつ質問票 第 2 版（BDI-II）

　ベック抑うつ質問票 第 2 版（Beck Depression Inventory-2nd Edition: BDI-II）は、うつ病に対する認知療法の創始者である Aaron T. Beck 氏を中心に開発された。現在、抑うつ症状の重症度評価で最もよく使用されている自己記入式尺度である。Beck 氏といえば認知療法であり、この BDI-II も認知（行動）療法の介入前後の重症度評価でよく用いられるが、Beck 氏が精神分析のトレーニングを受けており、初版（BDI）の項目が精神分析的精神療法を受けているうつ病患者の系統的観察や診療記録から抽出されたうつ病に特徴的な態度や症状に基づいていることは興味深い。

1 用途別の推奨度

▶ **スクリーニング** ⋯⋯⋯⋯⋯⋯⋯⋯ ★☆☆
▶ **介入前後の重症度評価** ⋯⋯⋯⋯⋯ ★★★
▶ **介入中の症状モニタリング** ⋯⋯⋯ ★★☆

メインの使いどころは介入前後の重症度評価である。経時的な症状モニタリングでも使えるが、標準の評価期間が過去 2 週間なので、隔週で実施するか、評価期間を 1 週間に変更して使用するなどの工夫が必要である。ただし、繰り返し使用する場合は、有料である点が悩ましい。

主な特長として、以下があげられる。
・大うつ病性障害（DSM-IV）の診断基準に沿った項目で構成されている。
・認知（考え）に関する症状を尋ねる項目が多い。
・日本人を対象とした研究で臨床的有意性の検討がなされている。

2 プロフィール

検査タイプ	自己記入式
誰が評価	患者/クライエント
誰を評価	患者/クライエント
適用年齢	13〜80 歳
評価対象期間	過去 2 週間
項目数	21 項目
所要時間	5〜10 分
項目内容	1．悲しさ、2．悲観、3．過去の失敗、4．喜びの消失、5．罪悪感、6．被罰感、7．自己嫌悪、8．自己批判、9．自殺念慮、10．落涙、11．激越、12．興味喪失、13．決断力低下、14．無価値感、15．活力喪失、16．睡眠習慣の変化、17．易刺激性、18．食欲の変化、19．集中困難、20．疲労感、21．性欲減退
評価軸	重症度
件法	0〜3 点の 4 件法（項目ごとに重症度の基準が異なる）
計算方法	全項目の得点を足し合わせる。
レンジ	0〜63 点（点数が高いほど、抑うつ症状が重度である）
重症度区分	0〜13 点：極軽症、14〜19 点：軽症、20〜28 点：中等症、29〜63 点：重症
費用	入手・使用：有料 ［要購入。50 回分で 13,200 円（税込）、1 回当たり 264 円（税込）］ ＊入手・使用にあたって、購入以外の契約等は不要。
診療報酬	該当せず。

2022 年 3 月 19 日時点の情報。

3 入手方法

　日本文化科学社が出版元であり、心理検査販売代理店（日本文化科学社ホームページ内の一覧：https://www.nichibun.co.jp/shoplist/）を介して見積・注文が可能。

4 心理測定学的特性

BDI-II 日本語版において、保健所の来所者（解析対象：766名）を対象とした心理測定学的特性の検証が報告されている（Kojimaら, 2002）。

・言語学的同等性：バックトランスレーション法によって担保。
・信頼性：Cronbach の信頼性係数 $\alpha = .87$。
・妥当性：疫学研究センターうつ病自己評価尺度（Center for Epidemiologic Studies Depression Scale: CES-D）との有意な正の相関（$r = .69$）。
・因子構造：2因子構造（①認知、②身体・情動）が想定。
　①認知（9項目）：悲しみ、悲観、過去の失敗、罪悪感、被罰感、自己嫌悪、自己批判、自殺念慮、激越
　②身体・情動（12項目）：喜びの喪失、落涙、興味喪失、決断力低下、無価値感、活力喪失、睡眠習慣の変化、易刺激性、食欲の変化、集中困難、疲労感、性欲減退
　注）上記の通り2因子構造であることが指摘されているが、臨床上は主に21項目の合計得点を用いることが多い。

5 その他

臨床的有意性

日本のうつ病患者（分析対象者数は40名）を対象に検討した報告によると（Hiroeら, 2005）、介入前後で0～9点の点数変化がみられた場合は「変化なし、または、わずかな変化」と判断でき、臨床上意味のある最小の変化値（minimal clinically important difference: MCID）は5点である。介入前後で10～19点の点数変化があった場合は「中程度の変化」、20点以上の点数変化があった場合は「大きな変化」と判断できる。

📖 参考文献

原版

Beck AT, Steer RA, Brown GK. (1996). Manual for The Beck Depression Inventory 2nd Edition (BDI-II). San Antonio: Psychological Corporation.

日本語版

小嶋雅代, 古川壽亮. (2003). 日本語版 BDI-II—ベック抑うつ質問票—手引. 日本文化科学社.

日本語版の信頼性・妥当性を検証した論文

Kojima, M., Furukawa, T. A., Takahashi, H et al. (2002). Cross-cultural validation of the Beck Depression Inventory-II in Japan. *Psychiatry Research*, 110(3), 291-299.

日本人を対象として臨床的有意性を検証した論文

Hiroe, T., Kojima, M., Yamamoto, I et al. (2005). Gradations of clinical severity and sensitivity to change assessed with the Beck Depression Inventory-II in Japanese patients with depression. *Psychiatry Research*, 135(3), 229-235.

4 | PHQ-9

　米国でプライマリ・ケアを担当する医師たちが精神疾患を短時間で診断・評価できるように開発されたシステム〔PRIME-MD（Primary Care Evaluation of Mental Disorders）〕の自己記入式尺度版を"PHQ（Patient Health Question-naire）"[*3]と言う。"PHQ-9"は、PHQ の大うつ病性障害（DSM-IV）に関する 9 項目のみを抜き出したものを指す。

　なお、PRIME-MD および PHQ の主な開発者である Robert L. Spitzer 氏は、操作的診断基準を導入した「精神疾患の診断・統計マニュアル 第 3 版（Diagnostic and Statistical Manual of Mental Disorders 3rd Edition: DSM-III）」の開発に中心的な役割を果たした精神科医である[*4]。

1 用途別の推奨度

▶ **スクリーニング** ……………………… ☆☆☆
▶ **介入前後の重症度評価** ……………… ☆☆☆
▶ **介入中の症状モニタリング** ……… ☆☆☆

9 項目と項目が少ないため、スクリーニング・症状モニタリングでもっとも有用性を発揮する。また、項目数が少ないため、重症度の個人差を表現する上でレンジはやや狭いが、介入前後の重症度評価としても用いることができる。無料であることも強み。

　主な特長として、以下があげられる。
・大うつ病性障害（DSM-IV）の診断基準に沿った項目で構成されている。
・スクリーニング目的で使用する際に、診断アルゴリズムに基づいた暫定

[*3]　日本ファイザー社から発行されているバージョンには「こころとからだの質問票」という尺度名が付けられている。

[*4]　「性的指向性それ自体は精神疾患の診断の根拠にならない」として、DSM 初版から「人格障害性的逸脱」に分類されていた同性愛（homosexuality）を精神疾患の診断から削除する動きを主導したことでも有名である。

診断という観点からうつ病を検討することができる。

・項目数が少ないため、短時間で実施可能で、繰り返しの使用に適している。

・無料。

2 プロフィール

検査タイプ	自己記入式
誰が評価	患者/クライエント
誰を評価	患者/クライエント
適用年齢	成人
評価対象期間	過去 2 週間(過去 1 週間を対象とするバージョンも存在する)
項目数	症状を尋ねる 9 項目＋機能障害を尋ねる 1 項目(オプション)
所要時間	5 分以内
項目内容	(症状)1．興味・楽しみの消失、2．抑うつ気分、3．不眠/過眠、4．易疲労感・気力減退、5．食欲減退/食欲亢進、6．無価値感、7．集中困難、8．精神運動性症状、9．希死念慮 (機能障害)症状によって引き起こされる仕事・家事・対人関係上の困難
評価軸	項目 1〜9：頻度 機能障害を尋ねる項目：程度
件法	項目 1〜9：0〜3 点の 4 件法(0：全くない、1：数日、2：半分以上、3：ほとんど毎日) 機能障害を尋ねる項目：4 件法(全く困難でない、やや困難、大変困難、極端に困難)
計算方法	項目 1〜9 の得点をすべて足し合わせる。
レンジ	0〜27 点(点数が高いほど、抑うつ症状が重度である)
重症度区分	0〜4 点：なし、5〜9 点：軽度、10〜14 点：中等度、15〜19点：中等度〜重度、20〜27 点：重度
費用	無料
診療報酬	該当なし。

2022 年 3 月 19 日時点の情報。

3　入手方法

　PHQ-9日本語版は、筆者の知る範囲でも9種類のバージョンが存在するが、いずれもPHQ-9日本語版の開発者である村松公美子氏によって開発・監修されている。内容はおおむね同じであるが、評価対象期間（例：過去1週間または過去2週間）や表記などに若干の違いがある。「患者さんの健康に関する質問票-9（PHQ-9）」バージョンは、項末「参考文献」に記載したURLから入手可能であり、複製・翻訳・公開・配布に関する許可は不要とされている。その他のバージョンについては、各バージョンにより制限が異なるため［例：PHQ-9（日本不安症学会版）はウェブ上から入手可能であるが、使用は日本不安症学会員に制限されている］、使用にあたっては注意が必要である。この点について、村松（2015）によると、PHQ-9日本語版の多くは日常臨床における使用は制限されていないが、改変・無断転載・複製・電子化・転送化は禁じられており、研究使用等については村松氏に問い合わせが必要となる。

4　心理測定学的特性

　Muramatsuら（2007）においてPHQ-9を含むPHQ全体の日本語版が作成され、その後、Inagakiら（2013）（主にプライマリ・ケア領域の患者598名）および Muramatsuら（2018）（主にプライマリ・ケア領域の患者284名）においてPHQ-9の心理測定学的特性が検討されている。ここでは、主にMuramatsuら（2018）について言及する。

・言語学的同等性：バックトランスレーション法によって担保（Muramatsuら，2007）。
・信頼性：記載なし[※5]。
・妥当性：Kruskal-Wallis検定の結果、SF-8（8-Item Short-Form Health Survey）（健康関連QOLを測定）と有意な関連を示した［PHQ-9の重症度（なし〜重度）によって、SF-8の「精神的側面」が有意に異なった（Muramatsuら，

[※5]　日本の大うつ病患者（406名）、不安症を併発している大うつ病患者（636名）、健常者（1,163名）を対象（ただし、診断は自己申告に基づく）にウェブ調査を実施したDoiら（2018）では、合計得点のCronbachの信頼性係数は.93であり、因子構造は一般因子と身体因子・認知/情動因子の双因子モデルが支持されることが報告されている。

2018)〕。

・因子構造：記載なし[*5]。

5　その他

診断アルゴリズムに基づいたうつ病の暫定診断

　PHQ-9 の質問項目は DSM-IV のうつ病の診断基準に基づいて作成されていることから、うつ病の診断アルゴリズムに準拠した暫定的な診断の導出が可能である。具体的には、全 9 項目のうち、5 項目以上で「2 :（過去 2 週間のうちの）半分以上」またはそれ以上の頻度で存在するという回答があり、該当する項目に項目 1（興味・楽しみの消失）または項目 2（抑うつ気分）のいずれかまたは両方が含まれる場合に「うつ病疑い」という暫定診断が付与される。項目 9（希死念慮）に関しては「1 : 数日」以上であれば暫定診断の基準に合致すると考える。なお、機能障害に関して尋ねる項目も存在するが、補助的なものであり、上記アルゴリズムに含まれないことが多い。Muramatsu ら（2018）では、日本のプライマリ・ケア領域における調査研究（$n=284$）で、この診断アルゴリズムに基づいたうつ病の暫定診断の性能を検討したところ、M.I.N.I. plus 日本語版による診断を基準とした場合に、PHQ-9 による暫定診断の感度と特異度はそれぞれ 80.6% と 89.5% であり、プライマリ・ケア領域における PHQ-9 の暫定診断の有用性が示されている。

カットオフ値

　Muramatsu ら（2018）によると、「9/10 点」というカットオフ値が推奨されており、この場合の感度と特異度はそれぞれ 92.5% と 77.0% であった。

📖 **参考文献**

PHQ 原版

Kroenke, K., Spitzer, R. L., and Williams J. B. W. (2001). The PHQ-9: Validity of a brief depression severity measure. *J Gen Intern Med*, 16, 606-613.

PHQ 日本語版の開発論文

Muramatsu, K., Miyaoka, H., Kamijima, K et al. (2007). The patient health questionnaire, Japanese version: validity according to the mini-international neuropsychiatric interview-plus. *Psychological Reports*, 101(3 Pt 1), 952-960.

PHQ-9 日本語版の心理測定学的検証を行った論文①

Inagaki, M., Ohtsuki, T., Yonemoto, N et al. (2013). Validity of the Patient Health Questionnaire (PHQ)-9 and PHQ-2 in general internal medicine primary care at a Japanese rural hospital: a cross-sectional study. *General Hospital Psychiatry*, 35, 592-597.

PHQ-9 日本語版の心理測定学的検証を行った論文②

Muramatsu, K., Miyaoka, H., Kamijima, K et al. (2018). Performance of the Japanese version of the Patient Health Questionnaire-9 (J-PHQ-9) for depression in primary care. *General Hospital Psychiatry*, 52, 64-69.

PHQ-9 日本語版の心理測定学的検証を行った論文③

Doi, S., Ito, M., Takebayashi, Y et al. (2018) Factorial validity and invariance of the Patient Health Questionnaire (PHQ)-9 among clinical and non-clinical populations. *PLoS ONE* 13, e0199235.

PHQ-9 日本語版に関する総説

村松公美子.(2015). F3：うつ病 4）PHQ-9（Patient Health Questionnaire-9）. 臨精医, 44, 368-374.

「患者さんの健康に関する質問票-9（PHQ-9）」バージョン

https://www.phqscreeners.com

　　＊トップページ（上記 URL）にアクセスし、「Click here to access the screeners」をクリック。その後、「Terms of use（利用規約）」をよく読み、同意する場合は「Agree」を選択する。その後、ページ右側の「Select a Screener」の中から「PHQ-9」選択し、「Select language」の中から「Japanese for Japan」を選択した上で、「Go to the Selected Screener」をクリックすると、PHQ-9 日本語版が表示される（最終閲覧日 2022 年 8 月 31 日）。

カットオフ値との付き合い方

　ここで言及するカットオフ値とは、ある一定の値を境として、それ以上の場合にある特定の診断に該当する可能性が高いことを示す値のことである。使う側にとって使い勝手のよい数値のため、よく言及され、活用されるが、活用にあたっては、①カットオフ値を定めた研究の対象集団の属性（例：一般集団、患者集団等）を知ること、②すべての場面で画一的に採用されるべき唯一の値は存在しないこと、③何を目的としたカットオフ値であるかを知ることが重要である。

　②に関しては原理的に、カットオフ値を低く設定すると、対象疾患が疑われる患者/クライエントを幅広くすくい上げることができるが、その分、本来は対象疾患に罹患していないのに誤って「対象疾患に罹患している」とみなしてしまう確率（偽陽性）が増加する。一方で、カットオフ値を高く設定すると、対象疾患の疑いとしてすくい上げた患者/クライエントが実際にその対象疾患に該当する確率は高くなるが、その分、本来は対象疾患に罹患しているにも関わらず、「対象疾患ではない」と判断してしまう確率（偽陰性）が増加する。

　使用者は、カットオフ値がもつこれらの特性を理解し、目的に応じて賢く活用する必要がある。たとえば、プライマリ・ケア領域であれば、うつ病の可能性がわずかでもないかを確認するためにカットオフ値を低く設定することが適切かもしれないし、専門的治療を行う機関においては、より集中的な治療が必要かどうかを判断するためにカットオフ値を高く設定することが適切かもしれない。

5 不安症、強迫症、PTSD の主要尺度

　本書では、全般不安症（generalized anxiety disorder: GAD）の症状を測定する主要尺度としてハミルトン不安評価尺度（Hamilton Anxiety Scale: HAM-A）および GAD-7（Generalized Anxiety Disorder）、パニック症/広場恐怖症の症状を測定する主要尺度としてパニック症重症度評価尺度（Panic Disorder Severity Scale: PDSS）、社交不安症の症状を測定する主要尺度としてリーボヴィッツ社交不安尺度（Liebowitz Social Anxiety Scale: LSAS）、強迫症の症状を測定する主要尺度としてエール・ブラウン強迫観念・強迫行為尺度（Yale-Brown Obsessive-Compulsive Scale: Y-BOCS）、そして心的外傷後ストレス障害（post-traumatic stress disorder: PTSD）の症状を測定する主要尺度として PTSD 臨床診断面接尺度（Clinician-Administered PTSD Scale for DSM-5: CAPS-5）および PTSD チェックリスト（PTSD Checklist for DSM-5: PCL-5）を紹介する。

　また、これら以外にも優れた尺度があるので、疾患別にいくつかを簡単に紹介する。

1 全般不安症（GAD）

　GAD の症状を測定する自己記入式尺度としては、GAD の中核症状である「心配」に焦点を当てた PSWQ（Penn State Worry Questionnaire）が有名であるが（Meyerら, 1990）、複数の日本語版があるので注意が必要である（例：杉浦ら, 2000、辻, 2003、本岡ら, 2010）。

2 パニック症/広場恐怖症

　パニック症/広場恐怖症の症状を測定する尺度としては、パニック症・広場恐怖症評価尺度（Panic and Agoraphobia Scale: PAS）が PDSS と並んでよく臨床試験などで活用されている（Bandelow, 1995）。面接式と自己記入式の両方があり、いずれも日本語版が開発されている（貝谷ら, 2008 および 2017）。広場恐怖症に関しては、MI-A（Mobility Inventory for Agoraphobia）（Chamblessら,

1985）および FQ（Fear Questionnaire）（Marks ら、1979）が日本語に翻訳されている（MI：小川ら、2005、FQ：上里、1992）。

3 社交不安症

　様々な切り口から社交不安症の症状を測定する尺度が数多く開発されている。たとえば、他者からみられることに対する不安を測定する SPS（Social Phobia Scale）（Mattick ら、1998、金井ら、2004）、対人交流に対する不安を測定する SIAS（Social Interaction Anxiety Scale）（Mattick ら、1998、金井ら、2004）、他者からの否定的評価に対する懸念を測定する FNE（Fear of Negative Evaluation Scale）（Watson ら、1969、石川ら、1992）およびその短縮版である BFNE（Brief version of FNE）（Leary, 1983、笹川ら、2004）、社会的状況に対する不安および回避を測定する SADS（Social Avoidance and Distress Scale）（Watson ら、1969、石川ら、1992）などがあげられる。比較的近年になって開発された尺度としては、SPIN（Social Phobia Inventory）（Connor ら、2000、Nagata ら、2013）がある。SPIN は、ICHOM（International consortium for Health Outcomes Measurement）が提唱する、抑うつ・不安のテストバッテリーのうち、社交不安症の症状を測定する尺度として推奨されている（https://connect.ichom.org/patient-centered-out-come-measures/depression-anxiety/）。

4 強迫症

　Y-BOCS から派生する様々なバージョンについては後述するので割愛するが、OCI-R（Obsessive-Compulsive Inventory-Revised）（Foa ら、2002、Koike ら、2020）は、比較的少ない項目数（18 項目）で強迫症の症状を評価できるため、尺度選択の候補となりうる。そのほか、国際的には改訂版が発表されており、その有用性が検証されている尺度もあるが、日本語には翻訳されていない。

5 心的外傷後ストレス障害（PTSD）

　PTSD の症状を測定する尺度としては、IES-R（Impact of Event Scale-Re-vised）（Weiss, 2004、Asukai ら、2002）および外傷後ストレス診断尺度（Posttraumatic Diagnostic Scale: PDS）（Foa ら、1997、長江ら、2007、Itoh ら、2017）が代表的であるが、いずれも最新の診断分類に準拠していない点が難点である（PDS に関しては PDS for DSM-5 があるが、日本語版は本書刊行時点で公表されていない）。

6　児童・青年期の不安障害

　児童・青年期の不安症障害の症状の評価においては、幅広い不安症状を測定することができるスペンス児童用不安尺度（Spence Children's Anxiety Scale: SCAS）（Spence, 1998、Nauta ら、2004、Ishikawa ら、2009 および 2014）が第一選択となる。また、SCAS を一部改訂し、抑うつ症状も合わせて評価できるように開発された RCADS（Revised Child Anxiety and Depression Scale）（Chorpita ら、2000）も日本語に翻訳されている（日本語版の信頼性・妥当性は公表予定）。

📖 参考文献

PSWQ

Meyer, T. J., Miller, M. L., Metzger, R. L et al. (1990). Development and validation of the Penn state Worry Questionnaire. *Behaviour Research and Therapy*, 35, 249-252

杉浦義典, 丹野義彦. (2000). 強迫症状の自己記入式質問票―日本語版 Padua Inventory の信頼性と妥当性の検討. 精神科診断学, 11, 175-189.

　＊タイトルでは全く触れられていないが、本論文で PSWQ の日本語版の開発も行っている。

辻平治郎. (2003). 自己意識と自己内省:その心配との関係. 甲南女子大学研究紀要. 人間科学編, 40, 9-18.

本岡寛子, 松見淳子, 林　敬子. (2009-2010).「心配」の自己評定式質問紙―Penn State Worry Questionnaire（PSWQ）日本語版の信頼性と妥当性の検討. カウンセリング研究, 42(3), 247-255.

PAS/PAS-SR

Bandelow. B. (1995). Assessing the Efficacy of Treatments for Panic Disorder and Agoraphobia. II. The Panic and Agoraphobia Scale. *International Clinical Psychopharmacology*, 10(2), 73-81.

貝谷久宣, 吉田英治, 熊野宏昭, 他. (2008). Panic and Agoraphobia Scale 日本語版（PAS-J）の信頼性および妥当性. 臨床精神医学, 37, 1053-1064.

貝谷久宣, 石井　華, 正木美奈, 他. (2017). 患者用 Panic and Agoraphobia Scale 日本語版の信頼性および妥当性. 不安症研究, 9(1), 17-32.

MI（"MI-A" と表記されることもある）

Chambless, D. L., Caputo, G. C., Jasin, S. E et al. (1985). The Mobility Inventory for Agoraphobia. *Behaviour Research and Therapy*, 23 (1), 35-44.

小川　成, 中野有美, 野田裕美子, 他. (2005). 日本語版 Mobility Inventory（MI）の信頼性と妥当性. 第 4 回認知療法学会プログラム・抄録集, 126.

FQ（広場恐怖症パートのみを指して "FQ-A" と表記されることもある）

Marks, I. M., & Mathews, A. M. (1979). Brief standard self-rating for phobic patients. *Behaviour Research and Therapy*, 17 (3), 263-267.

第一章｜エビデンスに基づく臨床査定の基本

第2章｜エビデンスに基づく臨床査定の実践

附　録｜補遺編

Ｄ・Ｈ・バーロー・Ｊ・Ａ・サニー (著), 上里一郎 (監訳), 山本麻子, 越川房子, 杉若弘子 (訳). (1992). 恐慌性障害―その治療の実際.

SPS & SIAS

Mattick, R. P., & Clarke, J. C. (1998). Development and validation of measures of social phobia scrutiny fear and social interaction anxiety. *Behaviour Research and Therapy*, 36, 455-470.

金井嘉宏, 笹川智子, 陳　峻雯, 他. (2004). Social Phobia Scale と Social Interaction Anxiety Scale 日本語版の開発. 心身医学, 44(11), 841-850.

FNE & SADS

Watson, D., & Friend, R. (1969). Measurement of social-evaluative anxiety. *Journal of Consulting and Clinical Psychology*, 33, 448-457.

石川利江, 佐々木和義, 福井　至. (1992). 社会的不安尺度 FNE・SADS の日本版標準化の試み. 行動療法研究, 18(1), 10-17.

BFNE

Leary, M. R. (1983). Brief version of the Fear of Negative Evaluation scale. *Personality and Social Psychology Bulletin*, 9, 371-375.

笹川智子, 金井嘉宏, 村中泰子, 他. (2004). 他者からの否定的評価に対する社会的不安測定尺度 (FNE) 短縮版作成の試み―項目反応理論による検討―. 行動療法研究, 30(2), 87-98.

SPIN

Connor, K. M., Davidson, J. R., Churchill, L. E et al. (2000). Psychometric properties of the Social Phobia Inventory (SPIN). New self-rating scale. *British Journal of Psychiatry*, 176, 379-386.

Nagata, T., Nakajima, T., Teo, A. R et al. (2013). Psychometric properties of the Japanese version of the Social Phobia Inventory (SPIN). *Psychiatry and Clinical Neurosciences*, 67(3), 160-166.

OCI-R

Foa, E. B., Huppert, J. D., Leiberg, S et al. (2002). The Obsessive-Compulsive Inventory: development and validation of a short version. *Psychological Assessment*, 14(4), 485-496.

Koike, H., Tsuchiyagaito, A., Hirano, Y et al. (2020). Reliability and validity of the Japanese version of the Obsessive-Compulsive Inventory-Revised (OCI-R). *Current Psychology*, 39, 89-95.

IES-R

Weiss, D.S. The Impact of Event Scale-Revised. In: Wilson, J.P., Keane T.M. eds. (2004). *Assessing Psychological Trauma and PTSD*. 2nd Edition, 168-189.

Asukai, N., Kato, H., Kawamura, N et al. (2002). Reliability and validity of the Japanese-language version of the Impact of Event Scale-Revised (IES-R-J): Four studies on different traumatic events. *Journal of Nervous and Mental Disease*, 190, 175-182.

日本語版ダウンロード：https://www.jstss.org/docs/2017121200368/ （最終閲覧日 2023 年 2 月 1 日）

PDS

Foa, E. B., Cashman, L., Jaycox, L et al. (1997). The validation of a self-report measure of posttraumatic stress disorder: The Posttraumatic Diagnostic Scale. *Psychological Assessment*, 9(4), 445-451.

長江信和, 廣幡小百合, 志村ゆず, 他. (2007). 日本語版外傷後ストレス診断尺度作成の試み ――一般の大学生を対象とした場合の信頼性と妥当性の検討―. トラウマティック・ストレス, 5(1), 51-56.

Itoh, M., Ujiie, Y., Nagae, N et al. (2017). The Japanese version of the Posttraumatic Diagnostic Scale: Validity in participants with and without traumatic experiences. *Asian Journal of Psychiatry*, 25, 1-5.

日本語版ダウンロード：https://www.jstss.org/docs/2022011800019/

SCAS

Spence S. H. (1998). A measure of anxiety symptoms among children. *Behaviour Research and Therapy*, 36(5), 545-566.

Ishikawa, S., Sato, H., & Sasagawa, S. (2009). Anxiety disorder symptoms in Japanese children and adolescents. *Journal of Anxiety Disorders*, 23(1), 104-111.

Ishikawa, S., Shimotsu, S., Ono, T et al. (2014). A parental report of children's anxiety symptoms in Japan. *Child Psychiatry and Human Development*, 45(3), 306-317.

SCAS ダウンロードサイト：https://www.scaswebsite.com　（最終閲覧日 2023 年 2 月 1 日）

RCADS

Chorpita, B.F., Yim, L.M., Moffitt, C et al. (2000). Assessment of symptoms of DSM-IV anxiety and depression in children: A Revised Child Anxiety and Depression Scale. *Behaviour Research and Therapy*, 38, 835-855.

RCADS ダウンロードサイト：https://www.childfirst.ucla.edu/resources/　（最終閲覧日 2023 年 2 月 1 日）

第1章　エビデンスに基づく臨床査定の基本

第2章　エビデンスに基づく臨床査定の実践

附　録　補遺編

6│ハミルトン不安評価尺度（HAM-A）

　ハミルトン不安評価尺度（Hamilton Anxiety Scale: HAM-A）[*6] は、英国の精神科医 Max Hamilton 氏によって開発された、不安神経症（現在の不安症に相当）と診断された患者を対象に、不安症状の重症度を査定するための面接式尺度である。現在では、抑うつ症状を測定するハミルトンうつ病評価尺度（Hamilton Depression Rating Scale: HAM-D）のほうが有名であるが、HAM-A は HAM-D よりも 1 年早い 1959 年に発表されている。また、HAM-D と同様に、HAM-A 自体はその手順などが構造化されておらず、評定者間一致度に難点を抱えている。そのため、HAM-A の半構造化面接版として、HARS-IG（Hamilton Anxiety Rating Scale-Interview Guide）（Bruss ら、1994、大坪ら、2005）や SIGHA/SIGH-A（Shear ら、2001、稲田ら、2004）が開発されている。

1　用途別の推奨度

▶ **スクリーニング** ⋯⋯⋯⋯⋯⋯⋯⋯⋯ ☆☆☆
▶ **介入前後の重症度評価** ⋯⋯⋯⋯⋯ ★★★
▶ **介入中の症状モニタリング** ⋯⋯⋯ ★☆☆

HAM-D と同様に、すでに何らかの不安症と診断された患者を対象に、不安症状の重症度を評価するために用いる。幅広い不安症（例：社交不安症、パニック症、広場恐怖症、全般不安症）を対象としうるが、全般不安症の患者を対象に用いられることが多い。

　主な特長として、以下があげられる。
・幅広い不安関連症状をカバーしている。
・大きく分けると、不安の精神症状（例：不安気分、緊張、恐怖）と身体症状（例：筋肉系、感覚系、心血管系症状）を測定する。

[*6] "HAMA" と略す場合がある。また、（半）構造化面接化した HAM-A の一部を "SIGHA/SIGH-A（Structured Interview Guide for HAM-A）" と呼ぶことがある。

2　プロフィール

検査タイプ	半構造化面接式
誰が評価	専門家
誰を評価	患者/クライエント
適用年齢	成人
評価対象期間	過去1週間
項目数	14項目
所要時間	20～30分(重症度が軽度であればより短い時間で実施可能であり、重度であればより長い時間を要する)。
項目内容	1．不安気分、2．緊張、3．恐怖、4．不眠、5．知的能力(認知)の変化、6．抑うつ気分、7．身体症状(筋肉系)、8．身体症状(感覚系)、9．心血管系症状、10．呼吸器症状、11．胃腸症状、12．生殖器尿路系症状、13．自律神経症状、14．面接時の行動 ＊項目1～6および項目14を「不安の精神症状」、項目7～13を「不安の身体症状」として扱うこともある。
評価軸	重症度(頻度・程度・機能障害などを勘案)
件法	0～4点の5件法(0：症状なし、1：軽度、2：中等度、3：重度、4：最重度)
計算方法	項目1～14までをすべて足し合わせる。
レンジ	0～56点(点数が高いほど、不安症状がより重度である)
重症度区分	(参考)0～7点：症状なし、8～14点：軽度、15～23点：中等度、24～56点：重度 ＊全般不安症を対象とした場合。
費用	「3 入手方法」参照。
診療報酬	該当なし。

2022年3月19日時点の情報。

3　入手方法

　本書刊行時点で、入手しやすいのはSIGHA日本語版(稲田ら, 2004)である。評価シートは、日本精神科評価尺度研究会の当該ページ(http://jsprs.org/sheet/ham_a_sheet.html)から購入可能である。

4 心理測定学的特性

　本書刊行時点で、筆者が知る範囲において、日本語版の心理測定学的特性を検証した論文はない。一点、評定者間一致度に関しては学会発表という形で報告がなされている（Yamamotoら, 2012）。

📖 参考文献

HAM-A 原版

Hamilton, M. (1959). The assessment of anxiety states by rating. *British Journal of Medical Psychology*, 32, 50-55.

SIGHA 原版

Shear, M. K., Vander Bilt, J., Rucci, P et al. (2001). Reliability and validity of a structured interview guide for the Hamilton Anxiety Rating Scale (SIGH-A). *Depression and Anxiety*, 13, 166-178.

HAM-A 原版の重症度区分に関する研究

Matza, L. S., Morlock, R., Sexton, C et al. (2010). Identifying HAM-A cutoffs for mild, moderate, and severe generalized anxiety disorder. *Int J Methods Psychiatr Res*, 19, 223-232.

HAM-A 日本語版

慶應義塾大学・長崎大学・北里大学 .(1980). Hamilton anxiety rating scale (HAM-A) 日本語版.

SIGHA 日本語版

稲田俊也, 尾崎紀夫. (2004). Structured interview guide for the Hamilton anxiety rating scale (SIGH-A) 日本語版.

SIGHA 日本語版の評定者間一致度に関する学会報告

Yamamoto, N., Aizawa, R., Inagaki, A et al. (2012). The inter-rater reliability of the structured interview guide for the Hamilton anxiety rating scale (SIGH-A) of the Japanese version. 22nd Annual Meeting of the Japanese Society of Clinical Neuropsychopharmacology jointly with 42nd Annual Meeting of Japanese Society of Newropsychopharmacology.

7 | GAD-7

　GAD-7（Generalized Anxiety Disorder-7）は、全般性不安障害（DSM-IV）の診断基準に基づいた9項目と、既存の不安症状を測定する尺度のレビューより選定した4項目からなる項目プールの中から抽出された7項目からなる自己記入式尺度である。基本的には、全般不安症（generalized anxiety disorder：GAD）がその評価対象となるが、その他の不安関連障害における不安症状の評価にも用いられる。なお、本尺度の開発者チームは、前出のPHQ-9（Patient Health Questionnaire-9 item）と同様である。

1 用途別の推奨度

▶ **スクリーニング** ································ ☆☆☆
▶ **介入前後の重症度評価** ···················· ☆☆☆
▶ **介入中の症状モニタリング** ············· ☆☆☆

項目が少ないため、様々な用途で使用することができる。PHQ-9と合わせて実施しても10分以内に回答可能であるため、ルーチンでの評価にも組み込みやすいのは大きな利点である。

主な特長として、以下があげられる。
・プライマリ・ケア領域での使用を念頭に置いて開発されたため、項目数が少なく、短時間で実施可能。
・無料。

2 プロフィール

検査タイプ	自己記入式
誰が評価	患者/クライエント
誰を評価	患者/クライエント
適用年齢	成人
評価対象期間	過去 2 週間
項目数	症状を尋ねる 7 項目＋機能障害を尋ねる 1 項目（オプション）
所要時間	5 分以内
項目内容	（症状）1. 緊張感・不安感・神経過敏、2. 心配の制御不能性、3. 多領域に関する心配、4. リラックスできない、5. 落ち着けない、6. 易怒性、7. 漠然とした恐れ （機能障害）症状によって引き起こされる仕事・家事・対人関係上の困難
評価軸	項目 1〜7：頻度 機能障害を尋ねる項目：程度
件法	項目 1〜7：0〜3 点の 4 件法（0：全くない、1：数日、2：半分以上、3：ほとんど毎日） 機能障害を尋ねる項目：4 件法（全く困難でない、やや困難、大変困難、極端に困難）
計算方法	項目 1〜7 の得点をすべて足し合わせる。
レンジ	0〜21 点（点数が高いほど、不安症状が重度である）
重症度区分	0〜4 点：なし、5〜9 点：軽度、10〜14 点：中等度、15〜21 点：重度
費用	無料
診療報酬	該当なし。

2022 年 3 月 19 日時点の情報。

3 入手方法

　村松（2014）に附録として GAD-7 日本語版が掲載されている。ただし、同論文内には「無断転載・改変・複製・電子化・転送化を禁じる」とあるので、使用にあたっては GAD-7 日本語版の翻訳者（村松公美子氏）に連絡をするとよいだろう。

4 心理測定学的特性

　学会発表という形で、村松ら(2010)において、内科または心療内科の外来を受診した患者120名を対象に、日本語版の心理測定学的特性が検討されている。なお、村松(2014)において、GAD-7日本語版は原著者(Spitzerら, 2006)の承認を得て、再翻訳法にて日本語版が作成されたことが記されている。また、日本の不安症患者(479名)、大うつ病を併発している不安症患者(314名)、健常者(654名)を対象(ただし、診断は自己申告に基づく)にウェブ調査を実施したDoiら(2018)では、一般因子と不安の認知的/感情的体験因子・落ち着かなさの身体的体験因子の双因子モデルが単一因子モデルや二因子モデルと同様に支持されることが報告されている。

参考文献

GAD-7 原版

Spitzer, R. L., Kroenke, K., Williams, J. B et al. (2006). A brief measure for assessing generalized anxiety disorder: the GAD-7. *Archives of Internal Medicine*, 166, 1092-1097.

日本語版の信頼性・妥当性に関する学会発表

村松公美子, 宮岡　等, 上島国利, 他. (2010). GAD-7日本語版の妥当性・有用性の検討. 心身医学, 50, 592.

日本語版の心理測定学的検証を行った論文

Doi, S., Ito, M., Takebayashi, Y et al. (2018). Factorial Validity and Invariance of the 7-Item Generalized Anxiety Disorder Scale (GAD-7) Among Populations With and Without Self-Reported Psychiatric Diagnostic Status. *Frontiers in Psychology*, 9, 1741.

日本語版に関する紹介論文

村松公美子. (2014). Patient Health Questionnaire(PHQ-9, PHQ-15)日本語版およびGeneralized Anxiety Disorder-7日本語版—up to date—. 新潟青陵大学大学院臨床心理学研究, 7, 35-39.

8 | パニック症重症度評価尺度（PDSS）

　パニック症重症度評価尺度（Panic Disorder Severity Scale: PDSS）は、パニック障害［精神疾患の診断・統計マニュアル 第4版（Diagnostic and Statistical Manual of Mental Disorders 4th Edition: DSM-IV）］と診断された患者/クライエントを対象に重症度を評価する面接式尺度である。以前は"CY-PAS（Cornell-Yale Panic Anxiety Scale）"や"Multicenter Collaborative Panic Disorder Severity Scale"、"MC-PAS（Multicenter Panic Anxiety Scale）"と呼ばれていた。強迫症の症状を評価するエール・ブラウン強迫観念・強迫行為尺度（Yale-Brown Obsessive-Compulsive Scale: Y-BOCS）を参考に作成された。本尺度の開発者の一人である Katherine M. Shear 氏は、パニック症の研究のほか、現在では遷延性悲嘆症（prolonged grief disorder）の問題に精力的に取り組んでいることで有名である。自己記入式版（Self-Report version of PDSS: PDSS-SR）も存在する。

1 用途別の推奨度

▶ **スクリーニング** ···································· ☆☆☆
▶ **介入前後の重症度評価** ················· ★★★
▶ **介入中の症状モニタリング** ········· ★☆☆

面接式尺度なので、主な使いどころは介入前後の重症度評価である。対象となる患者/クライエントがパニック障害に該当することを確認したうえで、その重症度を評価するために用いる。項目数が少なく、所要時間も比較的短いので、中間評価にも使いやすい。

　主な特長として、以下があげられる。
・パニック障害（DSM-IV）の診断基準に沿った項目で構成されている。
・広場恐怖を評価する項目が1項目しかないので、広場恐怖の精査はむずかしい。
・無料。

2　プロフィール

検査タイプ	半構造化面接式
誰が評価	専門家
誰を評価	患者/クライエント
適用年齢	成人
評価対象期間	過去 1 か月 ＊上記以外の評価対象期間（例：1 週間）を用いることも可。
項目数	7 項目
所要時間	10〜15 分
項目内容	1．パニック発作の頻度、2．パニック発作による不快感や苦痛、3．予期不安の重症度、4．広場恐怖と回避、5．パニックに関連した感覚への恐怖と回避、6．パニック障害による職業上の機能障害、7．パニック障害による社会機能の障害
評価軸	重症度（頻度、程度、苦痛度/機能障害を考慮）
件法	0〜4 点の 5 件法（0：なし、1：軽症、2：中等症、3：重症、4：極度の重症）
計算方法	全項目の得点を足し合わせる。
レンジ	0〜28 点（点数が高いほど、パニック症状が重度である）
重症度区分	0〜10 点：軽度、11〜15 点：中等度、16 点以上：重度
費用	入手・使用：無料（詳細は「3 入手方法」参照）
診療報酬	該当なし。

2022 年 3 月 19 日時点の情報。

3　入手方法

　非営利目的の使用であれば、日本臨床精神神経薬理学会ホームページ内の「臨床評価尺度」ページ（http://www.jscnp.org/scale/）からダウンロードして使用できる。営利目的の使用の場合は、版権所有者（日本語版の版権所有者は名古屋市立大学医学部精神医学講座）に連絡をする必要がある。また、日本精神科評価尺度研究会にて、「日本語版 PDSS トレーニング DVD」が販売されている（http://jsprs.org/dvd/pdss_dvd.html）。

4 心理測定学的特性

　PDSS 日本語版において、パニック障害患者 77 名を対象とした心理測定学的特性の検証が報告されている（Yamamotoら, 2004）。

・言語学的同等性：バックトランスレーション法によって担保。

・信頼性：Cronbach の信頼性係数 $\alpha = .86$、評定者間信頼性 級内相関係数（intraclass correlation coefficients: ICC）$= .99$

・妥当性：（併存的妥当性）SCL-90-R（Symptom Check List-90-Revised）の Phobic Anxiety 尺度得点、FQ（Fear Questionnaire）の広場恐怖尺度得点と正の相関（それぞれ $r = .64$、$r = .49$）

・因子構造：1 因子構造が想定。

📖 参考文献

原版の信頼性・妥当性を検証した論文

Shear, M. K., Brown, T. A., Barlow, D. H et al. (1997). Multicenter collaborative panic disorder severity scale. *American Journal of Psychiatry*, 154(11), 1571-1575.

日本語版の信頼性・妥当性を検証した論文

Yamamoto, I., Nakano, Y., Watanabe, N et al. (2004). Cross-cultural evaluation of the Panic Disorder Severity Scale in Japan. *Depression and Anxiety*, 20(1), 17-22.

9 自己記入式パニック症重症度評価尺度（PDSS-SR）

　自己記入式パニック症重症度評価尺度（Self-Report version of Panic Disorder Severity Scale: PDSS-SR）は、パニック障害［精神疾患の診断・統計マニュアル 第4版（Diagnostic and Statistical Manual of Mental Disorders 4th Edition: DSM-IV）］と診断された患者/クライエントを対象に重症度を評価する PDSS の自己記入式尺度である。冒頭にパニック発作を構成する症状（例：心悸亢進・動悸、発汗等）が列挙されており、患者/クライエントはその中から該当する症状を選択（複数回答可）したうえで、パニック障害で中核となる7つの症状を尋ねる項目に回答する。

1 用途別の推奨度

▶ **スクリーニング** ⋯⋯⋯⋯⋯⋯ ☆☆☆
▶ **介入前後の重症度評価** ⋯⋯⋯⋯ ☆☆☆
▶ **介入中の症状モニタリング** ⋯⋯ ☆☆☆

基本的には、パニック障害であることが確認された患者に対して、その重症度を評価する目的で実施することが多い。面接者の訓練が必要な PDSS と比べて、簡便であることが売り。ただし、項目数だけをみれば7項目と少ないが、教示や選択肢の文章が若干長く、項目数の割に時間がかかる点に（特に初回は）注意が必要。

主な特長として、以下があげられる。
・主な特長は面接式の PDSS と重なる
・PDSS が過去1か月間を標準の評価対象期間とするのに対して、PDSS-SR は想起バイアスを考慮して、評価対象期間を過去1週間に変更している
・無料。

2 プロフィール

検査タイプ	自己記入式
誰が評価	患者/クライエント
誰を評価	患者/クライエント
適用年齢	成人
評価対象期間	過去 1 週間
項目数	7 項目
所要時間	5〜10 分
項目内容	1. パニック発作の頻度、2. パニック発作による不快感や苦痛、3. 予期不安の重症度、4. 広場恐怖と回避、5. パニックに関連した感覚への恐怖と回避、6. パニック障害による職業上の機能障害、7. パニック障害による社会機能の障害
評価軸	重症度(頻度、程度、苦痛度/機能障害を考慮)
件法	0〜4 点の 5 件法(0：なし、1：軽症、2：中等症、3：重症、4：極度の重症)
計算方法	全項目の得点を足し合わせる。
レンジ	0〜28 点(点数が高いほど、パニック症状が重度である)
重症度区分	0〜9 点：軽症、10〜14 点：中等症、15 点以上：重症
費用	入手・使用：無料(詳細は「3 入手方法」参照)
診療報酬	該当なし。

2022 年 3 月 19 日時点の情報。

3 入手方法

PDSS-SR 日本語版の信頼性・妥当性検証論文の著者(片上素久氏)に問い合わせる。

4 心理測定学的特性

PDSS-SR 日本語版において、パニック障害患者 93 名を対象とした心理測定学的特性の検討が報告されている(片上，2007)。

・言語学的同等性：バックトランスレーション法によって担保。

・信頼性：Cronbach の信頼性係数 α ＝.90。

・妥当性：（併存的妥当性）PDSS と正の相関（r ＝.85）。

・因子構造：1 因子構造が想定。

📖 参考文献

原版の信頼性・妥当性を検証した論文

Houck, P. R., Spiegel, D. A., Shear, M. K et al. (2002). Reliability of the self-report version of the panic disorder severity scale. *Depression and Anxiety*, 15(4), 183-185.

日本語版の信頼性・妥当性を検証した論文

片上素久. (2007). 自己記入式パニック障害重症度評価スケール: ―The Self report version of the Panic Disorder Severity Scale 日本語版―その信頼性および妥当性の検討. 心身医学, 47(5), 331-338.

10 | リーボヴィッツ社交不安尺度（LSAS）

　リーボヴィッツ社交不安尺度（Liebowitz Social Anxiety Scale: LSAS）は、米国の精神科医 Michael R. Liebowitz 氏によって考案された、様々な社交状況・行為状況における社交不安を査定する面接式尺度である。各状況における恐怖の程度と回避の頻度の両方を査定する点が特徴的。自己記入式版（LSAS-SR）も存在する。

1 用途別の推奨度

▶ **スクリーニング** ⭐☆☆
▶ **介入前後の重症度評価** ⭐⭐⭐
▶ **介入中の症状モニタリング** ☆☆☆

原則的には、社交不安症と診断された患者を対象に、その重症度を測定するために用いる。各項目について恐怖の程度と回避行動の頻度の両方を査定する点が特徴的。他の面接式尺度と同様、時間的・人的負担の観点から、症状モニタリング目的での頻回の使用にはあまり適さない。

　主な特長として、以下があげられる。
・社交状況（11項目）と行為状況（13項目）における社交不安症状を査定できる。
・1つの状況につき、恐怖と回避行動の両方を査定できる。
・有料。

2 プロフィール

検査タイプ	半構造化面接式
誰が評価	専門家
誰を評価	患者/クライエント
適用年齢	成人
評価対象期間	過去1週間
項目数	24項目(ただし、1項目につき、恐怖の程度と回避行動の程度の両方を尋ねる)
所要時間	30分
項目内容	(社交状況)権威者との会話、パーティーへの参加、電話、話し合い、初対面の人と会う、注目を浴びる、不賛成の表明、アイコンタクト、返品、パーティーの主催、セールスを断る (行為状況)人前で電話、少人数のグループ活動、公共の場での食事、他者と飲み物を飲む、観衆の前でのパフォーマンス、注視下での仕事(勉強)、注視下での書字、公衆トイレの使用、すでに他者が待機している部屋に入室、会議で意見を言う、試験を受ける、報告する、誰かを誘う
評価軸	(恐怖)程度 (回避行動)頻度
件法	(恐怖)0〜3の4件法(0:全く感じない、1:少しは感じる、2:はっきりと感じる、3:非常に強く感じる) (回避行動)0〜3の4件法 [0:全く回避しない、1:回避する(確率1/3以下)、2:回避する(確率1/2以下)、3:回避する(確率2/3または100%)]
計算方法	全項目の得点を足し合わせる。
レンジ	0〜144点(点数が高いほど、社交不安症状が重度である)
重症度区分	(目安)約30点:境界域、50〜70点:中等度、80〜90点:中等度〜重度、95〜100点以上:重度
費用	有料(詳細は「3 入手方法」参照)。
診療報酬	80点

2022年3月19日時点の情報。

3 入手方法

　心理検査専門出版社の三京房が出版元であり、三京房またはその他の心理検査販売代理店を介して見積・注文が可能。インタビューガイド付きのテストセット（30 部）は 7,500 円（税別）で販売されている（本書刊行時点）。

4 心理測定学的特性

　朝倉ら（2002）において、精神科外来患者（社交不安障害と診断）30 名および健常成人 60 名を対象に、日本語版の心理測定学的特性が検証されている。
・言語学的同等性：バックトランスレーション法によって担保。
・信頼性：Cronbach の信頼性係数 $\alpha = .95$（社交不安障害患者群 30 名対象）
・妥当性：社交不安症状を測定する SADS（Social Avoidance and Distress Scale）との有意な正の相関（SADS：$r = .64$）
・因子構造：報告なし。

5 カットオフ値

　朝倉ら（2002）によると、日本語版のカットオフ値は 41/42 点で、感度および特異度はそれぞれ 86.7% と 86.7% であった。

参考文献

LSAS 原版（論文）
Liebowitz M. R. (1987). Social phobia. *Modern Problems of Pharmacopsychiatry*, 22, 141-173.
LSAS 日本語版（論文）
朝倉　聡, 井上誠士郎, 佐々木　史. (2002). Liebowitz Social Anxiety Scale（LSAS）日本語版の信頼性および妥当性の検討. 精神医学, 4, 1077-1084.

11 | 自己記入式リーボヴィッツ社交不安尺度（LSAS-SR）

自己記入式リーボヴィッツ社交不安尺度（Liebowitz Social Anxiety Scale-Self-Report: LSAS-SR）の基本的な構造は、面接式である LSAS と同様である。

1 用途別の推奨度

▶ **スクリーニング** ⋯⋯⋯⋯⋯⋯⋯ ☆☆☆
▶ **介入前後の重症度評価** ⋯⋯⋯⋯ ☆☆☆
▶ **介入中の症状モニタリング** ⋯⋯ ☆☆☆

面接式の LSAS と同様に、基本的には重症度評価に用いることが多い。加えて、面接式よりは簡便に実施できるので、介入中の症状モニタリングにも使用できる。また、回避している状況に関する質問項目を多く含むので、治療標的について患者/クライエントと話し合う際の基礎資料として活用しやすい。

主な特長として、以下があげられる。

・基本的な特長は面接式である LSAS と同じ。

・有料。

2 プロフィール

検査タイプ	自己記入式
誰が評価	患者/クライエント本人
誰を評価	患者/クライエント本人
適用年齢	成人
評価対象期間	過去1週間
項目数	24項目(ただし、1項目につき、恐怖の程度と回避行動の程度の両方を尋ねる)
所要時間	5〜10分
項目内容	(社交状況)権威者との会話、パーティーへの参加、電話、話し合い、初対面の人と会う、注目を浴びる、不賛成の表明、アイコンタクト、返品、パーティーの主催、セールスを断る (行為状況)人前で電話、少人数のグループ活動、公共の場での食事、他者と飲み物を飲む、観衆の前でのパフォーマンス、注視下での仕事(勉強)、注視下での書字、公衆トイレの使用、すでに他者が待機している部屋に入室、会議で意見を言う、試験を受ける、報告する、誰かを誘う
評価軸	(恐怖)程度 (回避行動)頻度
件法	(恐怖)0〜3の4件法(0:全く感じない、1:少しは感じる、2:はっきりと感じる、3:非常に強く感じる) (回避行動)0〜3の4件法 [0:全く回避しない、1:回避する(確率1/3以下)、2:回避する(確率1/2以下)、3:回避する(確率2/3または100%)]
計算方法	全項目の得点を足し合わせる。
レンジ	0〜144点(点数が高いほど、社交不安症状が重度である)
重症度区分	(目安)約30点:境界域、50〜70点:中等度、80〜90点:中等度〜重度、95〜100点以上:重度
費用	有料(詳細は「3 入手方法」参照)。
診療報酬	80点

2022年3月19日時点の情報。

3 入手方法

　心理検査専門出版社の三京房が出版元であり、三京房またはその他の心理検査販売代理店を介して見積・注文が可能。テストセット(30 部)は 5,000 円(税別)で販売されている(本書刊行時点)。

4 心理測定学的特性

　朝倉ら(2002)において、精神科外来患者(社交不安障害と診断)30 名および健常成人 60 名を対象に、日本語版の心理測定学的特性が検証されている。
・言語学的同等性：バックトランスレーション法によって担保。
・信頼性：Cronbach の信頼性係数 α = .95(社交不安障害患者群 30 名対象)；再検査信頼性〔級内相関係数(intraclass correlation coefficients: ICC)〕.92(健常成人 60 名対象)
・妥当性：社交不安症状を測定する SADS(Social Avoidance and Distress Scale)との有意な正の相関(SADS：r = .65)
・因子構造：報告なし。

5 カットオフ値

　朝倉ら(2002)によると、日本語版のカットオフ値は 43/44 点で、感度および特異度はそれぞれ 93.3% と 90.0% であった。

📖 参考文献

LSAS-SR 原版(論文)

Baker, S. L., Heinrichs, N., Kim, H. J et al. (2002). The liebowitz social anxiety scale as a self-report instrument: a preliminary psychometric analysis. *Behaviour Research and Therapy*, 40, 701-715.

LSAS-SR 日本語版(論文)

朝倉　聡, 井上誠士郎, 佐々木　史. (2002). Liebowitz Social Anxiety Scale(LSAS)日本語版の信頼性および妥当性の検討. 精神医学, 4, 1077-1084.

12 エール・ブラウン強迫観念・強迫行為尺度（Y-BOCS）

　エール・ブラウン強迫観念・強迫行為尺度（Yale-Brown Obsessive-Compulsive Scale: Y-BOCS）は、強迫症と診断された患者を対象に、その重症度評価ができる面接式尺度である。項目は、強迫症患者の治療経験が豊富な開発者らの臨床経験に基づいて作成されている。尺度名の「エール・ブラウン（Yale-Brown）」は、開発者たちの当時の所属（米国の"Yale University"および"Brown University"）に由来する。自己記入式版（Y-BOCS-SR）も存在する。

1 用途別の推奨度

▶ **スクリーニング** ……………………… ☆☆☆
▶ **介入前後の重症度評価** ……………… ★★★
▶ **介入中の症状モニタリング** ……… ★☆☆

> 強迫症における介入前後の重症度評価のゴールドスタンダード。他の面接式尺度と同様に、その所要時間の長さなどから、スクリーニングや介入中の症状モニタリングを目的とした使用にはあまり適さない。

　主な特長として、以下があげられる。
・強迫観念・強迫行為の①チェックリストと、②重症度評価の2つのパートからなる。
・強迫観念や強迫行為といった症状に関する心理教育を行う点が尺度自体に組み込まれている。
・無料。

2 プロフィール

検査タイプ	半構造化面接式
誰が評価	専門家
誰を評価	患者/クライエント
適用年齢	成人
評価対象期間	過去1週間
項目数	(強迫観念・強迫行為のチェックリスト)58の強迫観念・強迫行為の例 (強迫観念・強迫行為の重症度評価)5項目×2(強迫行為・強迫観念)＝計10項目
所要時間	30～45分 ＊初回は、実施するセッティングによっても異なるが、症状の種類の把握(すなわち、チェックリストの実施)などで上記想定よりも長い時間がかかる可能性がある。 ＊また、回答する患者/クライエントが抱える強迫症状の重症度や種類によっては、上記想定よりも時間が必要となるので注意(例：確認強迫がある場合や、複数の異なる強迫観念・強迫行為を有する場合等)。
項目内容	(チェックリスト)攻撃的な強迫観念、汚染に関する強迫観念、繰り返される儀式的行為、物を数えるという強迫行為等(一例) (重症度評価)費やす時間、障害、苦痛、抵抗、コントロール ＊チェックリストで同定され、評価対象とした強迫観念・強迫行為について重症度評価をする。
評価軸	項目ごとに異なる(例：「費やす時間」では頻度、「障害」では程度)。
件法	0～4点の5件法(0：全くなし、1：軽度、2：中等度、3：重度、4：極度) ＊評価対象期間(すなわち、過去1週間)における「平均」を反映することが原則。
計算方法	全項目の得点を足し合わせる。
レンジ	0～40点(点数が高いほど、強迫症状が重度である) ＊強迫行為得点：0～20点、強迫観念得点：0～20点。
重症度区分	(参照)0～13点：軽症、14～25点：中等症、26～34点：中等症～重症、35点以上：重症 ＊Storchら(2015)を参照。
費用	無料
診療報酬	該当なし。

2022年3月19日時点の情報。

3 入手方法

　Y-BOCS 日本語版は以下の書籍内に収載されているが、使用の制限などについては記載されていない。

・原田誠一. (2006). 強迫性障害治療ハンドブック. 金剛出版.
・上島国利. (2010). エキスパートによる強迫性障害（OCD）治療ブック. 星和書店.

4 心理測定学的特性

　Nakajima（1995）において、強迫性障害（DSM-III-R）患者 12 名を対象に、Y-BOCS 日本語版の心理測定学的特性が検証されている。主な結果は以下の通りである。

・言語学的同等性：上記論文では言及なし。
・信頼性：Cronbach の信頼性係数 α = .89（合計得点）、（評定者間一致度）級内相関係数（intraclass correlation coefficients: ICC）= .96（合計得点）
・妥当性：（併存的妥当性）モーズレイ強迫神経症質問紙（Maudsley Obsessional-Compulsive Inventory: MOCI）と正の相関（r = .57, $p < .10$）
・因子構造：上記論文では言及なし。

5 異なるバージョンの紹介

　Y-BOCS をもとに様々な派生バージョンが開発されている。その多くは日本語版の開発や心理測定学的特性の検証がなされていないのが現状であり、日本語版の標準化が求められている。

Children' s Y-BOCS（CY-BOCS）

　子ども版の Y-BOCS（CY-BOCS）が開発されており（Scahillら, 1997）、日本語にも翻訳されている［Marchら（著）, 1998、原井ら（訳）, 2008］。

Dimensional Y-BOCS（DY-BOCS）

　Y-BOCS の派生版。強迫観念・強迫行為を、①攻撃性、②性/宗教性、③対

称性、④汚染、⑤溜め込み、⑥その他の6つのディメンションに分類したうえで、それぞれのディメンジョンにおける強迫観念・強迫行為の重症度を評価する。評価にあたっては、まず患者/クライエント自身に規定のフォームに対する回答を求めたうえで、専門家が半構造化面接を行い、評価を行う。Rosario-Campusら（2006）で開発され、金生ら（2010）によって日本語に翻訳されている（筆者の知るかぎり、DY-BOCS日本語版の信頼性・妥当性を検証した論文はない）。DY-BOCS日本語版の使用に際しては、金生由紀子氏に問い合わせが必要である。

Y-BOCS-II

Y-BOCSの改訂版。Storchら（2010）で信頼性・妥当性の検証がなされている。筆者が知るかぎり日本語版は存在しない。

📖 **参考文献**

Y-BOCS 原版の信頼性・妥当性を検証した論文①

Goodman, W. K., Price, L. H., Rasmussen, S. A et al. (1989). The Yale-Brown Obsessive Compulsive Scale: I. Development, use, and reliability. *Archives of General Psychiatry*, 46, 1006-1011.

Y-BOCS 原版の信頼性・妥当性を検証した論文②

Goodman, W. K., Price, L. H., Rasmussen, S. A et al. (1989). The Yale-Brown Obsessive Compulsive Scale. II. Validity. *Archives of General Psychiatry*, 46, 1012-1016.

Y-BOCS 原版の重症度区分を検討した論文

Storch, E. A., De Nadai, A. S., Conceição do Rosário, M et al. (2015). Defining clinical severity in adults with obsessive-compulsive disorder. *Comprehensive Psychiatry*, 63, 30-35.

Y-BOCS 日本語版の信頼性・妥当性を検証した論文

Nakajima, T., Nakamura, M., Taga, C et al. (1995). Reliability and validity of the Japanese version of the Yale-Brown Obsessive-Compulsive Scale. *Psychiatry and Clinical Neurosciences*, 49, 121-126.

Y-BOCS 日本語版が収載されている書籍①

原田誠一. (2006). 強迫性障害治療ハンドブック. 金剛出版.

Y-BOCS 日本語版が収載されている書籍②

上島国利. (2010). エキスパートによる強迫性障害（OCD）治療ブック. 星和書店.

CY-BOCS 原版の信頼性・妥当性を検証した論文

Scahill, L., Riddle, M. A., McSwiggin-Hardin, M et al. (1997). Children's Yale-Brown Obsessive Compulsive Scale: reliability and validity. *J Am Acad Child Adolesc Psychiatry*, 36, 844-852.

CY-BOCS 日本語版が収載されている書籍

マーチ, J. S.・ミュール, K. (著), 原井宏明, 岡嶋美代 (訳). (2008). 認知行動療法による子どもの強迫性障害治療プログラム OCD をやっつけろ！ 岩崎学術出版社.

DY-BOCS 原版の信頼性・妥当性を検証した論文

Rosario-Campos, M. C., Miguel, E. C., Quatrano, S et al. (2006). The Dimensional Yale-Brown Obsessive-Compulsive Scale (DY-BOCS): an instrument for assessing obsessive-compulsive symptom dimensions. *Molecular Psychiatry*, 11, 495-504.

DY-BOCS 日本語版が収載されている書籍

金生由紀子, 宍倉久里江, 久村磨美. (2010). ディメンジョン別強迫症状重症度尺度（DY-BOCS）［日本語版］. 上島国利. (編). エキスパートによる強迫性障害（OCD）治療ブック. 星和出版, 192-231.

Y-BOCS-II の信頼性・妥当性を検証した論文

Storch, E. A., Rasmussen, S. A., Price, L. H et al. (2010). Development and psychometric evaluation of the Yale-Brown Obsessive-Compulsive Scale. 2nd ed. *Psychological Assessment*, 22, 223-232.

13 | 自己記入式エール・ブラウン強迫観念・強迫行為尺度（Y-BOCS-SR）

自己記入式エール・ブラウン強迫観念・強迫行為尺度（Yale-Brown Obsessive-Compulsive Scale-Self-Report: Y-BOCS-SR）の基本的な構造は、面接式であるY-BOCS と同様である。

1 用途別の推奨度

▶ **スクリーニング** ☆☆☆
▶ **介入前後の重症度評価** ☆☆☆
▶ **介入中の症状モニタリング** ☆☆☆

他の自己記入式尺度と同様で、評価者の時間的負担なく、簡便に実施できるというメリットがある。ただし、少なくとも初回は、必要に応じて、用語の説明（例：強迫観念・強迫行為）を先に行ったり、患者/クライエントが理解しにくい項目があった際に質問ができる体制を整えたりすることが重要である。

主な特長として、以下があげられる。
・基本的な特徴は面接式と同じ
・無料。

2 プロフィール

検査タイプ	自己記入式
誰が評価	患者/クライエント
誰を評価	患者/クライエント
適用年齢	成人
評価対象期間	過去 1 週間
項目数	(チェックリスト)58 項目 (重症度評価)5 項目×2(強迫行為・強迫観念)＝計 10 項目
所要時間	15 分 ＊初回は、実施するセッティングによっても異なるが、症状の種類の把握(すなわち、チェックリストの実施)などで上記想定よりも長い時間がかかる可能性がある。 ＊また、回答する患者/クライエントが抱える強迫症状の重症度や種類によっては、上記想定よりも時間が必要となるので注意(例：確認強迫がある場合や、複数の異なる強迫観念・強迫行為を有する場合等)。
項目内容	(チェックリスト)58 の強迫観念・行為の例からなる (重症度評価)費やす時間、障害、苦痛、抵抗、コントロール ＊同定された強迫観念・強迫行為について、それぞれ　上記の内容を評価する。
評価軸	項目ごとに異なる(例：「費やす時間」では頻度、「障害」では程度)。
件法	0〜4 点の 5 件法(0：全くなし、1：軽度、2：中等度、3：重度、4：極度)
計算方法	全項目の得点を足し合わせる
レンジ	0〜40 点(点数が高いほど、強迫症状が重度である) ＊強迫行為得点：0〜20 点、強迫観念得点：0〜20 点。
重症度区分	情報なし
費用	無料
診療報酬	該当なし。

2022 年 3 月 19 日時点の情報。

3 入手方法

浜垣ら(1999)の附録および Baer(1991)[越野ら(訳), 2000)] 内に収載され

ている。使用の制限については言及がない。

4 心理測定学的特性

浜垣ら(1999)において、強迫性障害(DSM-IV)患者41名、非臨床群42名を対象に、日本語版の心理測定学的特性が検討されている。

・言語学的同等性：記載なし（原版の「教会」に関する宗教的観念の例を「神社」に置き換えるなど、文化差を考慮した翻訳がなされた）。

・信頼性：Cronbach の信頼性係数 $\alpha = .89$（合計得点）

・妥当性：強迫性障害患者群の合計得点（平均19.02点）は、非臨床群（平均3.07点）よりも有意に高値であった（$p < .001$。t値については記載なし）。

・因子構造：記載なし。

📖 参考文献

Y-BOCS-SR 原版

Baer, L. (1991). *Getting Control: Overcoming Your Obsessions and Compulsions*. New York, NY: Plume. 越野好文, 五十嵐透子, 中谷英夫 (訳). (2000). 強迫性障害からの脱出. 晶文社.

Y-BOCS-SR 日本語版

浜垣誠司, 高木俊介, 漆原良和, 他. (1999). 自己記入式 Yale-Brown 強迫観念・強迫行為尺度(Y-BOCS) 日本語版の作成とその検討. 精神誌, 101, 152-168.

14 PTSD 臨床診断面接尺度（CAPS-5）

PTSD 臨 床 診 断 面 接 尺 度（Clinician-Administered PTSD Scale for DSM-5: CAPS-5）は、米国国立心的外傷後ストレス障害（post-traumatic stress disorder: PTSD）センターの研究者らによって開発された PTSD 症状を査定するための面接式尺度である。PTSD［精神疾患の診断・統計マニュアル 第 5 版（Diagnostic and Statistical Manual of Mental Disorders 5th Edition: DSM-5）］診断への該当・非該当および PTSD 症状の重症度を査定できる。通常、診断の該当・非該当に関しては、SCID（Structured Clinical Interview for DSM）や精神疾患簡易構造化面接法（Mini-International Neuropsychiatric Interview: M.I.N.I.）といった尺度を用いることが多いが、PTSD（DSM-5）に関してはCAPSによる診断が重要視される傾向にある。なお、国際疾病分類 第 11 版（International Classification of Diseases 11th ed: ICD-11）の PTSD および複雑性 PTSD に関しては、国際トラウマ面接（International Trauma Interview: ITI）が日本語訳されており、一部の臨床試験で使用され始めている（例：Niwaら, 2022）。

1 用途別の推奨度

▶ **スクリーニング** ………………………… ☆☆☆
▶ **介入前後の重症度評価** ………………… ★★★
▶ **介入中の症状モニタリング** ……… ☆☆☆
▶ **診断** ………………………………………… ★★★

> 実施には PTSD 診断や本尺度に関する十分な知識および運用するうえでの実施技術を要するため、誰もが気軽に使える尺度ではないが、PTSD（DSM-5）の精査を行う際にはぜひ実施したい。面接式尺度のため、スクリーニングや介入中の症状モニタリングには適さず、主な使いどころは介入前後の重症度評価である。

主な特長として、以下があげられる。
・PTSD（DSM-5）の診断基準に準拠した構成となっている。
・PTSD（DSM-5）診断の該当・非該当および PTSD 症状の重症度について評

価できる。

・PTSD（DSM-5）の査定におけるゴールドスタンダードである。

・無料。

2 プロフィール

検査タイプ	半構造化面接式
誰が評価	専門家
誰を評価	患者/クライエント
適用年齢	成人
評価対象期間	①過去 1 か月間（主に介入前後の評価で使用） ②過去 1 週間（主に介入中の中間評価で使用） ③最悪の 1 か月間（生涯診断の評価で使用）
項目数	30 項目
所要時間	45 分程度 ＊症状が重度であるほど、上記目安時間よりも長い時間を要する。
項目内容	各項目は PTSD（DSM-5）診断基準に一対一で対応しているため、DSM-5 を参照されたい。
評価軸	重症度
件法	0〜4 点の 5 件法（0：全くなし、1：軽度/閾値以下、2：中程度/閾値レベル、3：重度/閾値を顕著に上回る、4：極度/能力を損なう）
計算方法	全項目の得点を足し合わせることで全体得点が算出できる。また、診断基準 B〜E の症状群ごとの項目の得点を足し合わせることで、各症状群得点も算出できる。
レンジ	0〜80 点（全体得点：点数が高いほど、PTSD 症状が重度である）
重症度区分	CAPS-5 日本語版を用いた検証などはなされていないが、CAPS-5 原版に関しては以下の区分が提案されている［Weathersら（2018）の記載をもとに、筆者が第一著者に連絡を取り、確認を得た内容を記載］。 （参考）0〜10 点：症状なし/少しの症状、11〜22 点：軽度/閾値未満、23〜34 点：中等度/閾値レベル、35〜46 点：重度、47 点以上：極度の重症
費用	入手：尺度自体は無料（所定の講習会を受講すると配布される。講習会の受講料は別途必要な場合が多い）。 使用：無料（使用にあたっての契約等は不要）。
診療報酬	450 点

2022 年 3 月 19 日時点の情報。

3　入手方法

　日本トラウマティック・ストレス学会（https://www.jstss.org/）や PTSD 研究会（https://www.facebook.com/PSDTstudygroup/）が主催する CAPS-5 講習会に参加することで、CAPS-5 日本語版および PTSD（DSM-5）診断基準 A の同定に用いる LEC-5（Life Events Checklist for DSM-5）日本語版（後述）が配布される。使用に関しては、CAPS-5 の「使用上の注意」において、「構造化面接と鑑別診断に関する正式な教育を受け、PTSD の基礎的概念とその多様な症状を十分に理解し、CAPS-5 自体の特徴や規定に関する詳細な知識を有する面接者によってのみ実施されるべきである」と明記されている。

4　心理測定学的特性

　CAPS-5 は日本語訳されたが（飛鳥井ら、2015）、本書刊行時点では信頼性・妥当性を検証した研究論文は存在しない。ただし、兵庫県こころのケアセンターの令和 3 年度研究報告書において、予備的な検討結果が報告されている（兵庫県こころのケアセンター、2021）。

5　その他

LEC-5（Life Events Checklist for DSM-5）について

　標準的には、CAPS-5 の実施に先立って、PTSD（DSM-5）の診断基準 A を精査する補助として、LEC-5 を実施する。LEC-5 は、患者/クライエントが人生で経験した可能性のある心的外傷的出来事を確認するためのチェックリストで、原版には、①Standard self-report（出来事が生じたかどうかを査定）、②Extended self-report（生じた出来事の中で最悪な出来事を同定）、③Interview［生じた出来事が PTSD（DSM-5）の基準 A に合致するかを査定］の 3 種類があるが、筆者が知るかぎり、本書刊行時点で日本語版があるのは①のみである。

PTSD（DSM-5）診断への該当・非該当の判断

　CAPS-5はPTSD（DSM-5）の診断基準に準拠した構成となっているため、PTSD（DSM-5）の診断アルゴリズムに従って診断への該当・非該当が判断される。また、文献では、PTSD（DSM-5）への該当・非該当のカットオフ値として、24/25点と36/37点の2つのカットオフ値が提案されているが（Weathersら, 2018）、いずれのカットオフ値を用いるかは、使用するセッティングや目的によって異なる。なお、日本人を対象にCAPS-5日本語版を用いた場合のカットオフ値については、本書刊行時点では未検証であるため、上記カットオフ値は参考情報として理解されたい。

児童・青年へのCAPS-5の適用

　児童・青年向けに改訂されたCAPS-5（CAPS-5-Child/Adolescent version: CAPS-CA-5）が開発されており（Pynoosら, 2015）、日本語版については、兵庫県こころのケアセンターにより翻訳されている（兵庫県こころのケアセンター, 2019）。

📖　**参考文献**

原版（CAPS-5）

Weathers, F.W., Blake, D.D., Schnurr, P.P et al. (2013). The Clinician-Administered PTSD Scale for DSM-5 (CAPS-5). [Assessment] Available from www.ptsd.va.gov.

原版（LEC-5）

Weathers, F.W., Blake, D.D., Schnurr, P.P et al. (2013). The Life Events Checklist for DSM-5 (LEC-5). Instrument available from the National Center for PTSD at www.ptsd.va.gov

原版（CAPS-CA-5）

Pynoos, R. S., Weathers, F. W., Steinberg, A. M et al. (2015). Clinician-Administered PTSD Scale for DSM-5 - Child/Adolescent Version. Scale available from the National Center for PTSD at www.ptsd.va.gov.

CAPS-5原版の信頼性・妥当性を検証した論文

Weathers, F. W., Bovin, M. J., Lee, D. J et al. (2018). The Clinician-Administered PTSD Scale for DSM-5 (CAPS-5): Development and initial psychometric evaluation in military Veterans. *Psychological Assessment,* 30, 383-395.

日本語版（CAPS-5）

飛鳥井　望, 筒井卓実. (2015). PTSD臨床診断面接尺度（DSM-5対応）（過去1ヵ月版）.

CAPS-5日本語版の信頼性・妥当性に関する記載のある報告書

兵庫県こころのケアセンター. (2021). 大規模災害の被災者を対象とした包括的心理社会状況評価ツールの開発に関する研究（第3報）. 令和3年度研究報告書, 87-94.

日本語版（LEC-5）

飛鳥井　望. (2015). ライフイベンツ・チェックリスト.

CAPS-CA-5 日本語版の翻訳について記載のある報告書

兵庫県こころのケアセンター. (2019). 大規模災害が子どもの心に与える影響のアセスメントシステムに関する研究. 平成 30 年度研究報告書, 93-102.

15 PTSD チェックリスト(PCL-5)

　心的外傷後ストレス障害(post-traumatic stress disorder: PTSD)チェックリスト(PTSD Checklist for DSM-5: PCL-5)は、米国国立 PTSD センターの研究者らによって開発された PTSD 症状の重症度を査定するための自己記入式尺度である。PTSD[精神疾患の診断・統計マニュアル 第 5 版(Diagnostic and Statistical Manual of Mental Disorders 5th Edition: DSM-5)]のより正確な評価を行うためには、SCID(Structured Clinical Interview for DSM)や精神疾患簡易構造化面接法(Mini-International Neuropsychiatric Interview: M.I.N.I.)、PTSD 臨床診断面接尺度(Clinician-Administered PTSD Scale for DSM-5: CAPS-5)などの使用が推奨されるが、PCL-5 は PTSD(DSM-5)の診断基準に準拠しており、診断アルゴリズムに従って解釈することで暫定的に PTSD(DSM-5)診断への該当・非該当を確認することができる。なお、国際疾病分類 第 11 版(International Classification of Diseases 11th ed: ICD-11)の PTSD および複雑性 PTSD に関しては、国際トラウマ質問票(International Trauma Questionnaire: ITQ)が日本語訳されており、全文が公開されている(金ら, 2018)。

1 用途別の推奨度

▶ **スクリーニング** ⋯⋯⋯⋯⋯⋯⋯⋯ ☆☆☆
▶ **介入前後の重症度評価** ⋯⋯⋯⋯⋯ ☆☆☆
▶ **介入中の症状モニタリング** ⋯⋯ ☆☆☆

様々な場面で使用することができる。本書刊行時点で、PTSD(DSM-5)の診断基準に準拠している唯一の自己記入式尺度であるため、その点だけでも有用性は高い。ただし、スクリーニングに用いるには項目数が若干多い(20 項目)。

　主な特長として、以下があげられる。
・本書刊行時点で PTSD(DSM-5)の診断基準に沿った項目で構成されている唯一の日本語版尺度である。
・様々な用途で使用することができる。

・無料。

2 プロフィール

検査タイプ	自己記入式
誰が評価	患者/クライエント
誰を評価	患者/クライエント
適用年齢	成人
評価対象期間	①過去 1 か月間(主に介入前後の評価で使用) ②過去 1 週間(主に介入中の症状モニタリングで使用) ＊心理測定学的特性が検証されているのは原版・日本語版ともに過去 1 か月間版。
項目数	20 項目
所要時間	5〜10 分
項目内容	1. 侵入記憶、2. 悪夢、3. フラッシュバック、4. きっかけに曝露した際の心理的苦痛、5. きっかけに曝露した際の生理学的反応、6. 内的刺激の回避、7. 外的刺激の回避、8. 解離性健忘、9. 否定的信念、10. 自責/他責、11. ネガティブ情動、12. 興味の喪失、13. 孤立感・疎外感、14. ポジティブ情動に関する感情麻痺、15. 易怒性・攻撃的行動、16. 無謀な/自己破壊的行動、17. 警戒、18. 驚愕反応、19. 集中困難、20. 不眠 ＊PTSD(DSM-5)の診断基準 B〜E に対応。
評価軸	苦痛度(どのくらい悩まされたか)
件法	0〜4 点の 5 件法(0:全くない、1:少し、2:中程度、3:かなり、4:非常に)
計算方法	合計得点:全項目の得点を足し合わせる(逆転項目はなし)。 症状群得点:後述の「PTSD(DSM-5)症状群得点の算出」を参照。
レンジ	合計得点:0〜80 点(点数が高いほど、PTSD 症状が重度である)
重症度区分	現時点では、原版、日本語版ともに示されていない。
費　用	入手・使用:原則無料で特別な契約等は不要(詳細は「3 入手方法」参照)。
診療報酬	該当せず。

2022 年 3 月 19 日時点の情報。

3 入手方法

　原版はパブリックドメインで、米国国立 PTSD センターのホームページ内の PCL-5 のページ（https://www.ptsd.va.gov/professional/assessment/adult-sr/ptsd-checklist.asp）より、日本語版も含めて入手できる。日本語版は『トラウマへの認知処理療法―治療者のための包括手引き―』［パトリシア・A・リーシックら（著），伊藤ら（監），2019］でも紹介されており、収録されているものを複製して使用できる。

4 心理測定学的特性

　PCL-5 日本語版において、オンライン調査［解析対象の総数 4,927 名（健常者・精神疾患患者含む）］による検討が報告されている（Ito ら, 2002）。主な結果を以下に示す。

・言語学的同等性：バックトランスレーション法によって担保。

・信頼性：Cronbach の信頼性係数 α = .78-.97（合計得点および 7 因子の各因子得点）、（再検査信頼性：平均回答間隔は 5.8 日間）r = .60-.72（合計得点および 7 因子の各因子得点）。

・妥当性：（併存的妥当性）PCL-S（前版）および IES-R（Impact of Event Scale-Revised）と正の相関（それぞれ r = .89、r = .86）。

・因子構造：DSM-5 の 4 因子構造も十分に支持されたが、7 因子構造が最も適合度が高かった。なおこの結果は、原版を用いた先行研究でも複数報告されている（Amour ら, 2015 等）。7 因子の概要については以下の通りである。

①再体験（re-experiencing）：項目 1〜5（5 項目）

②回避（avoidance）：項目 6、7（2 項目）

③ネガティブ情動（negative affect）：項目 8〜11（4 項目）

④アンヘドニア（anhedonia）：項目 12〜14（3 項目）

⑤外在化行動（externalizing behavior）：項目 15、16（2 項目）

⑥不安に伴う覚醒（anxious arousal）：項目 17、18（2 項目）

⑦不快に伴う覚醒（dysphoric arousal）：項目 19、20（2 項目）

注）「2 プロフィール」で示した「項目内容」の項目番号と一致。

5 その他

使用上の注意―「ストレス体験」が意味する内容

　PCL-5 はその教示文において、PTSD(DSM-5)診断基準 A に合致する心的外傷的出来事のことを「非常にストレスの強い経験(ストレス体験)」と表記している。この表記が意味するところを説明せずに患者/クライエントに実施すると、心的外傷的出来事以外のストレスを感じた体験(例：学業上の不振、友人との不和、経済的困窮等)を含めて回答してしまい、PTSD 症状を正確に評価できなくなってしまう可能性がある。したがって、PCL-5 を初めて使用する際には、患者/クライエントが体験した最悪の心的外傷的出来事(インデックス・トラウマ)を同定し、PCL-5 の「ストレス体験」をそのインデックス・トラウマに読み替えてもらうように教示をしたうえで、PCL-5 に回答してもらう必要がある(繰り返し使用する場合でも、適宜、再教示する)。なお、上記インデックス・トラウマの同定の補助として、診断基準 A の同定も含んだ PCL-5 もあるので、適宜、活用するとよい(日本語版も「3 入手方法」を介して入手できる。英語版 "PCL-5 with criterion A" に相当)。

PTSD(DSM-5)症状群得点の算出

　PCL-5 は項目内容が診断基準と一致しているため、PTSD(DSM-5)診断基準 B〜E の症状群得点を算出できる。具体的には、基準 B 群(再体験)得点は項目 1〜5 を単純加算(レンジは 0〜20 点)、基準 C(回避)得点は項目 6〜7 を単純加算(レンジは 0〜8 点)、基準 D(認知・気分の陰性変化)得点は項目 8〜14 を単純加算(レンジは 0〜28 点)、基準 E(反応性亢進)得点は項目 15〜20 を単純加算(レンジは 0〜24 点)する。

スクリーニング用の暫定診断の確認方法

　PCL-5 過去 1 か月版において、「2：中等度」またはそれ以上と回答した項目を「症状あり」とカウントし、少なくとも、基準 B 群(項目 1〜5)で 1 項目、基準 C 群(項目 6〜7)で 2 項目、基準 D 群(項目 8〜14)で 2 項目、基準 E

群（項目 15〜20）で 2 項目に該当する場合、PTSD に該当する疑いがあると考える。ただし、あくまで暫定的なものとなる。

カットオフ・臨床的有意性

　PCL-5 日本語版に関してカットオフ値および臨床的有意性を検討した研究は現時点で存在しない。PCL-5 原版に関しては、米国国立 PTSD センターが作成している PCL-5 の使用ガイド（「参考文献」参照）によると、31〜33 点以上の場合には、PTSD の専門的な治療を受けることで得られる利益が大きいとされている（Bovin ら, 2016）。より低いカットオフ値（31 点）を採用すれば感度が高くなり、より高いカットオフ値（33 点）を採用すれば特異度が高くなるので、使用する状況や対象に応じて選択するとよい。ただし、カットオフ値については様々な値（38 点等）が提唱されているため、使用に際しては注意が必要である。臨床的有意性に関しては、PCL-5 原版、日本語版ともにまだ確定的な知見は示されていないが、上述の使用ガイドによると、PCL（DSM-IV 版）で示された 5〜10 点を暫定的に参考にするとよいとされている。

参考文献

原版

Weathers, F.W., Litz, B.T., Keane, T.M et al. (2013). The PTSD Checklist for DSM-5 (PCL-5). Scale available from the National Center for PTSD at www.ptsd.va.gov

原版の使用ガイド

https://www.ptsd.va.gov/professional/assessment/documents/using-PCL5.pdf

原版の信頼性・妥当性を検証した論文

Weathers, F.W., Litz, B.T., Keane, T.M et al. (2013). The PTSD Checklist for DSM-5 (PCL-5). Scale available from the National Center for PTSD at www.ptsd.va.gov.

原版のカットオフ値を検証した論文

Bovin, M. J., Marx, B. P., Weathers, F. W et al. (2015). Psychometric Properties of the PTSD Checklist for Diagnostic and Statistical Manual of Mental Disorders–5th Edition (PCL-5) in Veterans. Psychological Assessment. Advance online publication. http://dx.doi.org/10.1037/pas0000254

日本語版が収載されている書籍

パトリシア A. リーシック, キャンディス A. マンソン, キャスリーン M. チャード（著）, 伊藤正哉, 堀越　勝（監修）. (2019). トラウマへの認知処理療法—治療者のための包括手引き—. 創元社, 43-47.

日本語版の信頼性・妥当性を検証した論文

Ito, M., Takebayashi, Y., Suzuki, Y et al. (2019). Posttraumatic stress disorder checklist for DSM-5: Psychometric properties in a Japanese population. *Journal of Affective Disorders*, 247, 11-19.

ITQ 日本語版の全文が公開されている論文（参考）

金　吉晴, 中山未知, 丹羽まどか, 他. (2018). 複雑性 PTSD の診断と治療. トラウマティック・ストレス, 16(1), 27-35.

16 SCID

SCID-5(Structured Clinical Interview for DSM-5)は、「精神疾患の診断・統計マニュアル(Diagnostic and Statistical Manual of Mental Disorders: DSM)」に準拠した精神科診断を網羅的かつ効率的に、そして高い信頼性を伴って行うためにRobert L. Spitzer氏らによって開発された面接式尺度である。DSM第3版改訂版(DSM-III-R)に準拠したSCIDの発表以降、DSMに合わせて改訂されてきており、本書刊行時点ではDSM第5版(DSM-5)に準拠したSCID-5が発表されている。

1 用途別の推奨度

▶ **スクリーニング** ⭐☆☆
▶ **介入前後の重症度評価** ⭐☆☆
▶ **介入中の症状モニタリング** ☆☆☆
▶ **精神科診断** ⭐⭐⭐

DSMに準拠した精神科診断を検討する際に用いる。「研究用」というイメージが強いが、精神科診断を網羅的に検討したい場合に、診断プロセスを最も効率的に行えるようにデザインされている。習熟には訓練などが必要だが、訓練のプロセス自体が精神科診断(DSM)の理解の深化につながるため、医師のみならず、心理士などのメディカルスタッフもその実施方法を学ぶ意義は十分にあると考えられる。

主な特長として、以下があげられる。
・患者/クライエントにある程度自由に話してもらいながら、抱える問題の全体像を把握するための概観聴取パート(非構造化パート)と、あらかじめ定められた質問をベースに各精神科診断を査定するパート［構造化パート(モジュールという形で整理されている)］からなる。
・構造化パートでは、患者/クライエントの応答に対応して、診断基準を満たす可能性がなくなった場合にスキップ・省略する箇所が設けられてい

るなど、効率的に精神科診断(DSM)を検討できるような仕組みが設けられている。

・上記の特長を踏まえてスムーズに実施するためには、相応の訓練が必要である。

2 プロフィール

検査タイプ	半構造化面接
誰が評価	専門家
誰を評価	患者/クライエント
適用年齢	基本的には全世代(質問文は主に成人を想定)
評価対象期間	評価する診断によって異なる。
所要時間	該当する診断数によって変動する(該当する診断数が多いほど、多くの時間を要する)。
項目内容	DSM-5 診断。 ・SCID-5-RV 　モジュール A：気分エピソード、気分循環性障害、持続性抑うつ障害、月経前不快気分障害の評価 　モジュール B：精神病性症状および関連症状 　モジュール B/C：精神病性症状のスクリーニング 　モジュール C：精神病性障害群の鑑別診断 　モジュール D：気分障害群の鑑別診断 　モジュール E：物質使用障害群 　モジュール F：不安症群/不安障害群 　モジュール G：強迫症および関連症群/強迫性障害および関連障害群 　モジュール H：睡眠-覚醒障害群(オプション) 　モジュール I：食行動障害および摂食障害群 　モジュール J：身体症状症および関連症群(オプション) 　モジュール K：外在化障害群 　モジュール L：心的外傷およびストレス因関連障害群 ・SCID-5-PD 回避性・依存性・強迫性・猜疑性・統合失調型・シゾイド・演技性・自己愛性・境界性・反社会性パーソナリティ障害
費用	「3 入手方法」参照。
診療報酬	280 点

2022 年 3 月 19 日時点の情報。

3 入手方法

SCID-5 には大きく分けて、①SCID-5-PD、②SCID-5-CV、③SCID-5-RV の 3 つのバージョンが存在する。①SCID-5-PD は、パーソナリティ障害を評価するために用いられるバージョン（Personality Disorders Version: PD）、②SCID-5-CV は、通常の臨床セッティングで臨床家が出会う可能性の高い精神科診断（DSM-5）をカバーしたバージョン（Clinician Version: CV）、そして、③SCID-5-RV は、SCID-5-CV をさらに拡充させ、主要な精神科診断（DSM-5）をカバーしたバージョン（Research Version: RV）である。このうち、①SCID-5-PD と③SCID-5-RV は日本語版が出版されている（「参考文献」参照）。SCID-5-PD/RV 日本語版の各書籍の購入者は、個人の非営利目的での使用の範囲において、質問票 PDF ファイルを無償でダウンロードできる。企業などが営利目的で使用する場合や、非営利でも個人の範囲を超えて臨床研究や教育目的で使用する場合には、別途申請および著作権使用料の支払いが必要となる。詳しくは医学書院ホームページ（SCID-5-RV．https://www.igaku-shoin.co.jp/support/publication/kyodaku04253）を参照されたい。

4 心理測定学的特性

筆者が知るかぎり、SCID-5-PD/RV 日本語版の心理測定学的特性を検証した研究は存在しない。

5 その他

実施方法について

詳細な実施方法については、それぞれの書籍を参照してほしい。ここでは特に重要な 2 つの事柄について述べる。

まず、SCID を実施する際には、その設計を熟知する必要がある。前述の通り、SCID は効率的に精神科診断を検討するために、患者/クライエントの応答に基づいて、設問の一部をスキップ・省略する仕組みがある（例：抑うつエピソードを査定する項において、抑うつ気分および興味・喜びの消失の両方

に該当しないことがわかった時点で、抑うつエピソードに該当する可能性はなくなるので、その後の抑うつ症状に関する設問はスキップして次の項に移る）。この仕組みは習熟した評価者にとっては非常に有用であるが、初学者にとっては戸惑いの原因ともなりうる。患者/クライエントを前にして、SCIDを手に、次はどこを読めばよいか右往左往してしまっては元も子もないので、まずはきちんとSCIDを読み込み、そのルールを理解する。そして、そのうえで、決められた設問の読み方（例：声の抑揚、発話スピード）、ページめくりの動作も含め、文字通り、SCIDを身体に馴染ませる。この点は軽視されがちであるが、面接時の所作が患者/クライエントに与える影響に鑑みると疎かにできない。

　次に、SCIDはその構造化された部分に注目されがちであるが、SCIDでは、構造化パートに移る前に行う概観聴取が特に重要である。この概観聴取パートでは、患者/クライエントにある程度自由に本人が抱える問題や苦悩を話すよう促しながら、患者/クライエントとの関係を構築し、おおよその見立てを立て、鑑別を行う。鑑別が不十分なまま、構造化パート（各精神科診断の査定）に移ってしまうと、個々の回答に惑わされてしまい、適切な判断を行うことがむずかしい。筆者の個人的なイメージだが、概観聴取は「大まかな地図を作成する」作業であり、構造化パートは「その地図を手に、実際に一つひとつの分かれ道を進んでいく」作業と例えることができ、地図が不正確なまま、または十分に描かれていないまま、いきなり見知らぬ場所を進もうとすれば、迷子になってしまう。そうならないためにも、きちんと概観聴取でおおよその鑑別を行うことは大切である。

訓練用マテリアルについて

　英語になるが、SCID-5の実施方法について、訓練用マテリアルとしてビデオ（オンライン/DVD）が作成・販売されている。詳しくは、コロンビア大学精神科ホームページ（http://www.columbiapsychiatry.org）を参照。

参考文献

SCID-5-PD

First, M.B., Williams, J. B. W., Benjamin, L. S et al. (2015). Structured Clinical Interview for DSM-5 Personality Disorder (SCID-5-PD). Arlington, VA, American Psychiatric Association.

ファースト, M. B., ウィリアムズ, J. B. W., ベンジャミン, L. S., 他（著）, 高橋三郎（監訳）. (2017). SCID-5-PD DSM-5 パーソナリティ障害のための構造化面接, 医学書院.

SCID-5-CV

First, M. B., Williams, J. B. W., Karg, R. S et al. (2016). Structured Clinical Interview for DSM-5 Disorders, Clinician Version (SCID-5-CV). Arlington, VA, American Psychiatric Association.

SCID-5-RV

First, M. B., Williams, J. B. W., Karg, R. S et al. (2015). Structured Clinical Interview for DSM-5—Research Version (SCID-5 for DSM-5, Research Version; SCID-5-RV). Arlington, VA, American Psychiatric Association.

ファースト, M. B., ウィリアムズ, J. B. W., カルク, R. S., 他（著）, 高橋三郎 (監訳). (2020). SCID-5-RV 使用の手引き　DSM-5 のための構造化面接, 医学書院.

17 M.I.N.I.

　精神疾患簡易構造化面接法（Mini-International Neuropsychiatric Interview: M.I.N.I.）は、主要な精神科診断を簡便に検討できるよう、David V. Sheehan 氏らによって開発された面接式尺度である。最新版は「精神疾患の診断・統計マニュアル　第 5 版（Diagnostic and Statistical Manual of Mental Disorders 5th Edition: DSM-5）」に準拠している。評価者が定められた質問を患者/クライエントに尋ね、原則的には「はい」か「いいえ」のいずれかで回答をしてもらうことで、各精神科診断を検討する。

1 用途別の推奨度

▶ **スクリーニング** ································ ★☆☆
▶ **介入前後の重症度評価** ··················· ★☆☆
▶ **介入中の症状モニタリング** ········· ☆☆☆
▶ **精神科診断** ································· ★★☆

構造は比較的シンプルなので、実施における難易度は SCID（Structured Clinical Interview for DSM）よりは低いが、M.I.N.I.も診断基準に合わせたスキップ・省略があるので、基本となる精神科診断の知識は必須である。

　主な特長として、以下があげられる。

・各精神科診断はモジュールという形で分かれている。
・各モジュールは、基本的に、①スクリーニング用の質問、②スクリーニング用の質問をパスした場合に精査するための質問、③当該診断の診断基準を満たすかどうか判断する診断ボックスからなる。
・購入手続きが複雑である点が惜しい。

2　プロフィール

検査タイプ	半構造化面接
誰が評価	専門家
誰を評価	患者/クライエント
適用年齢	成人
評価対象期間	評価する診断によって異なる。
所要時間	・該当する診断数によって変動する(該当する診断数が多いほど、多くの時間を要する)。 ・すべての精神科診断に該当しない場合は、15 分程度で実施可能。
項目内容	・DSM-5 診断 　モジュール A：抑うつエピソード 　モジュール B：自殺念慮、自傷および自殺行動 　モジュール C：躁病と軽躁病エピソード 　モジュール D：パニック症/パニック障害 　モジュール E：広場恐怖症 　モジュール F：社交不安症/社交不安障害(社交恐怖) 　モジュール G：強迫症/強迫性障害 　モジュール H：心的外傷後ストレス障害 　モジュール I：アルコール使用障害 　モジュール J：物質使用障害(非アルコール) 　モジュール K：精神病性障害と精神病性の特徴を伴う気分障害 　モジュール L：神経性やせ症/神経性無食欲症 　モジュール M：神経性過食症/神経性大食症 　モジュール MB：過食性障害 　モジュール N：全般不安症/全般性不安障害 　モジュール P：反社会性パーソナリティ障害
費　用	「3　入手方法」参照。
診療報酬	該当せず。

2022 年 3 月 19 日時点の情報。

3　入手方法

バージョンについて

　M.I.N.I.は、その後に続く数字によってバージョンが異なる。たとえば、

M.I.N.I. 7.0.0.シリーズは DSM-5 に対応しており、筆者が知るかぎりでは、日本語に翻訳されている最新版は、"M.I.N.I.7.0.2. AU2.0" である。なお、左記の "AU" 以下はマイナーチェンジをした際の管理番号で、本書刊行時点での英語版の最新版は "M.I.N.I. 7.0.2. AU4.0" である。

　また、上記は「standard 版」と呼ばれる、最も標準的な種類に関する記述であるが、M.I.N.I.はその使用目的によって、いくつかの種類が存在する（例：児童・青年を対象にする場合の "M.I.N.I. kid"）。後述の M.I.N.I.を取り扱っているホームページ内に、自分がどの種類を使用したいかということを確認するためのフローチャートが掲載されているので、詳細はそちらを確認されたい（https://harmresearch.org/product/mini-international-neuropsychiatric-interview-mini-flow-chart-05-15-20-11/）。

手続きについて

　ここでは最新版の M.I.N.I.7.0.2 日本語版に関して言及する。本書刊行時点では、日本における代理店などは存在しないため、開発者である Sheehan 氏に直接連絡をとる必要がある。詳細は、取り扱いをしているホームページ（https://harmresearch.org/mini-international-neuropsychiatric-interview-mini/）を確認していただきたいが、日本語版購入にあたっては大きく分けて 2 つのステップが存在する。まず、Sheehan 氏と M.I.N.I.の使用に関するライセンス契約を行う必要がある。上記ホームページ内にライセンス契約の様式があるので、そちらを注意深く読み、自身の使用目的等に沿って作成し、Sheehan 氏とライセンス契約を結ぶ。次に、Sheehan 氏に委託されて M.I.N.I.翻訳版の管理を行っている非営利組織の Mapi Research Trust に日本語版使用の申請を行う。そして、これが受理されると、日本語版の PDF ファイルを入手できる。Mapi Research Trust への申請はホームページ（https://eprovide.mapi-trust.org）内に申請フォームがあるのでそちらを活用することになるが、上記ライセンス契約の様式内にこの手続きについても説明があるので、そちらを参照されたい。

費用について

　M.I.N.I.7.0.2 日本語版を使用するにあたっては、上記手続きを進めるなかで、①Sheehan 氏に対するライセンス料、②Mapi Research Trust に対する日本語版取扱手数料、をそれぞれ支払う必要がある。Sheehan 氏に対するライセンス料に関しては、原則、営利・非営利問わず、1 回の使用につき、15US ドルという設定となっており、ライセンス契約の際にあらかじめ使用回数を申告し、その使用回数に応じた費用を支払う必要がある。Mapi Research Trust に対する日本語版取扱手数料に関しては、学術目的の場合は 150 ユーロ、商用目的の場合は 900 ユーロを支払う。なお、上記費用は、本書刊行時点のものであり、変更される可能性がある点はご留意いただきたい。

4 心理測定学的特性

　筆者が知るかぎり、M.I.N.I.7.0.2 日本語版の心理測定学的特性を検証した研究は存在しない。ただし、日本語版については、Mapi Research Trust によって、①英語から日本語への翻訳、②日本語翻訳版のバックトランスレーション、③開発者(Sheehan 氏)によるレビュー、④臨床家によるレビュー、⑥校正作業、が行われており、言語的同等性が担保されている(後述の "M.I.N.I. kid" も同様)。

5 その他

児童・青年版について

　児童・青年を対象とした M.I.N.I. kid も開発されており、日本語版も DSM-5 に準拠したバージョンが用意されている。購入手続きなどは、基本的に成人用の M.I.N.I.と同じである。詳細は、前述の M.I.N.I.の取扱ホームページを参照されたい。

実施方法について

　よくある誤解の一つだが、M.I.N.I.では患者/クライエントに「はい」「いいえ」の二択で回答を求めるが、これは必ずしも患者/クライエントの回答のままに評価をつけることを意味しない。評価はあくまで臨床的な見地から行われる必要があり、患者/クライエントの回答に関して、さらなる確認が必要と判断される場合には、必要に応じて具体例をあげてもらうなどの裁量は評価者側に与えられている。この点も含め、使用上の注意については、M.I.N.I.内の「使用の手引き」ページに記載があるので、事前によく確認するとよい。

　また、SCIDのように概観聴取は明示的に組み込まれていないが、M.I.N.I.を実施する場合でも、事前に（15分程度の短時間であっても）患者/クライエントの主訴、現病歴、既往歴、生育・発達歴などを確認する時間を設けることは重要である。その理由はSCIDの項で述べた内容と重複するので、そちらを参照されたい。

訓練用マテリアルについて

　英語になるが、M.I.N.I.7.0.2の実施方法について、訓練用マテリアルとしてビデオ（オンライン・オンデマンド形式）が作成・販売されている。前述のM.I.N.I.の取り扱いホームページ内に記載があるので、参照されたい。

参考文献

原版（初版）

Sheehan DV, Lecrubier Y, Harnett-Sheehan K et al. (1998). The Mini International Neuropsychiatric Interview (M.I.N.I.): The Development and Validation of a Structured Diagnostic Psychiatric Interview. *J Clin Psychiatry*, 59(suppl 20), 22-33.

附録

補 遺 編

A　ポジティブな側面に焦点を当てた査定

　うつ病に対する認知行動療法や精神力動療法を受け、「回復」もしくは「改善」した患者に、介入後にインタビューを行った研究（De Smetら、2019）では、患者の視点からの「よい結果（good outcome）」として、エンパワーされたと感じること（疾患から解放された、自信が増した、コーピングスキルを得た）、個人バランスをみつけること（対人的関係、自己の洞察、落ち着きを感じられること）、進行中の困難を経験すること［encountering ongoing struggle（未解決または再発の困難）］が見出された。

　これまで人間の病理モデルに集中していた心理学の関心を、人の強みや幸福感、生活の質（quality of life: QOL）の向上を目指す方向へ向け（Seligmanら、2000）、人間のポジティブな機能を促進することを目的としたポジティブ心理学の領域でも、基礎研究による多くの知見が蓄積されている（Fredrickson, 2009、Nakamuraら、2009）。特に well-being（幸福感）、心理学的な強み/長所［strength（強み）］、レジリエンス［resilience（回復力）］、コンパッション［compassion（思いやり）］、リカバリー［recovery（回復）］に関する研究が注目されている。

　そこで本節では、こうしたポジティブな側面に焦点を当てた尺度を紹介する。

 well-being/幸福感

SWLS(Satisfaction With Life Scale) (Dienerら、1985)

　幸福感研究では最もよく用いられている尺度の1つである。5項目から構成されており、様々な国や地域での結果からその信頼性や妥当性が報告されている。また、項目数の少なさによって生じる患者/クライエントへの負担の軽減や、それに伴う調査結果の正確性を考えても、様々な調査で使いやすい。多くの言語に翻訳されており、日本語版は、角野（1994）や大石（2009）がある。

心理的 well-being(PWB)尺度

　Ryff は、心理的 well-being(Psychological Well-Being inventory: PWB)を「人生全般にわたるポジティブな心理的機能」と位置づけて体系化した。Ryff(1989)の PWB は、人格的成長(personal growth)、人生における目的(purpose in life)、自律性(autonomy)、環境制御力(environmental mastery)、自己受容(self-acceptance)、積極的な他者関係(positive relationships with others)」の 6 次元で構成され、Ryff ら(1995)によって尺度化が試みられている。日本語版は、西田(2000)や Kitamura ら(2003)がある。

主観的幸福感尺度(伊藤ら, 2003)

　SUBI(Subjective Well-Being Inventory)をもとに開発された。世界保健機関(World Health Organization：WHO)によって開発された尺度で、11 の下位尺度からなり、心の健康度［陽性感情(19 項目)］と心の疲労度［陰性感情(21 項目)］を測定する計 40 項目より構成され、認知的側面と感情的側面が含まれているとされる(伊藤ら, 2003)。主観的幸福感尺度は SUBI をもとに、「人生に対する前向きの気持ち」、「達成感」、「自信」、「至福感」、「人生に対する失望感」の 5 領域を測定するもので、15 項目から構成されている。ただし、日本人にとっての馴染みやすさや統計結果の問題を踏まえて、その後の研究では「至福感」を除いた 4 領域が 12 項目で測定されている。

日本版主観的幸福感尺度(島井ら, 2004)

　原版は、SHS(Subjective Happiness Scale)(Lyubomirsky ら, 1999)である。SWLS よりも少ない 4 項目から構成されており、1 因子ではあるが、認知的側面と感情的側面が含まれている。この尺度の特徴は、はじめに質問項目に含まれる状況を想像させたのち、それとの比較において自身の評価が行われる点である。

2 強み

　強みに関しては、近年数多くの尺度が作成されている。その代表的なものとして、VIA-IS（Values in Action Inventory of Character Strengths）（Petersonら, 2004）、StrengthsFinder（Rath, 2007）、Realise2（Linleyら, 2010）などがあげられる。これらの尺度で測定された強みと幸福感や精神的健康との関連が明らかとなっている（Linleyら, 2010、大竹ら, 2005、Parkら, 2004、Quinlanら, 2012）。

VIA-IS（Petersonら, 2004）

　24個の特性としての長所を240問の質問項目で測定する（大竹ら, 2005）。各強みに関する10問の質問項目の合計得点からそれぞれの強みが導かれる方式になっており、得点は本人のそれぞれの強みをどれほど保有しているかを表している（高橋ら, 2015）。

強み活用感尺度（SUS）（Govindjiら, 2007）

　強み活用感尺度（Strength Use Scale: SUS）は、強みに関する主観的な感覚を測定する尺度であり、SUSでは自分が保有している強みを日常の中で活用している感覚（強みの活用感）を測定する。日本語版は、高橋ら（2015）によって開発されている。

子ども用強み注目尺度（阿部ら, 2019）

　子どもの自己の強みへの注目と他者の強みへの注目を測定できる。「自己の強みへの注目」7項目と「他者の強みへの注目」8項目の15項目2因子構造の尺度である。

3 レジリエンス

　日本語版レジリエンス尺度（Nishiら, 2010）は、Wagnildら（1993）のRS（Resilience Scale）日本語版14項目短縮版であり、7件法（「1：まったく当ては

まらない」〜「7：とても当てはまる」）で評定される。また、CD-RISC（Connor-Davidson Resilience Scale）（Connor, 2003）は 25 項目からなり、因子分析により 5 因子が示されている。各因子に含まれる要素として、「粘り強さと強い自己効力感」、「ストレスへの感情的および認知的コントロール」、「変化の受け入れ」、「目的意識」、「物事の意味や運命」が示されている。分析に際しては、因子ごとの得点ではなく、合計得点を使用する。日本語版である「コナー・デビッドソン回復力尺度」（Ito ら, 2009）も作成されているが、使用に際しては CD-RISC の原著者の許諾を得る必要がある。

4 コンパッション

Neff は、自身の瞑想の経験からセルフ・コンパッションを概念化した。SCS（Self-Compassion Scale）（Neff, 2003）は、「自分への優しさ」、「マインドフルネス」、「共通の人間性」というポジティブな側面と、それぞれの対極である「自己批判」、「過剰同一化」、「孤独感」というネガティブな側面から構成される。日本語版は、「日本語版セルフ・コンパッション尺度」（石村ら, 2014）、「セルフ・コンパッション尺度日本語版」（有光, 2014）など複数存在する。「自分への優しさ」（5 項目）、「自己批判」（5 項目）、「共通の人間性」（4 項目）、「孤独感」（4 項目）、「マインドフルネス」（4 項目）、「過剰同一化」（4 項目）の 6 つの下位尺度から構成され、合計得点を SCS の得点として用いる。

5 リカバリー

米国の政府委員会によると、リカバリーとは「人々が生活や仕事、学ぶこと、そして地域社会に参加できるようになる過程であり、ある個人にとってはリカバリーとは障害があっても充実し生産的な生活を送ることができる能力であり、他の個人にとっては症状の減少や緩和である」と定義される。近年では「パーソナル・リカバリー」と呼ぶことが一般的である。パーソナル・リカバリーは複合的な概念であり、たとえば、パーソナル・リカバリーに関する調査結果をまとめた英国の研究は、①他者とのつながり（Connectedness）、②将来への希望と楽観（Hope and optimism about future）、③アイデンティティ・自分らしさ（Identity）、④生活の意義・人生の意味（Meaning in life）、

⑤エンパワーメント（Empowerment）をパーソナル・リカバリーの主要な構成
要素として提案している（CHIME フレームワーク）。最近では、現在困難に直
面している当事者は、肯定的側面だけを強調することに違和感をもつ可能性
があるという議論から（van Weeghel ら、2019）、⑥生活のしづらさや生きづら
さへの対応（Difficulties）という需要もあると提案されている（Stuart ら、2017）。

　また、近年ではリカバリーを「臨床的リカバリー」、「社会的リカバリー」、
「パーソナル・リカバリー」という形で分けて理解されることもある。

　尺度は、統合失調症のリカバリー尺度（Questionnaire about the Process of
Recovery: QPR）（Law ら、2014、Neil ら、2009）や、双極性障害のリカバリー尺度
（Bipolar Recovery Questionnaire: BRQ）（Jones ら、2013）が開発されている。

　詳しくは、国立精神・神経医療研究センター精神保健研究所地域精神保
健・法制度研究部ホームページを参照されたい。

6 まとめ

　本節では、ポジティブな側面に焦点を当てた尺度として、well-being/幸福
感、強み、レジリエンス、コンパッション、リカバリーを紹介した。ある研
究では、抗うつ薬による治療において、患者にとって重要な評価項目は、重
要性の高い順に、「抗うつ薬治療への反応性（重症度尺度の変化率が 50 ％ 以
上）」、「認知機能の改善」、「社会機能の改善」、「不安症状の消失」、「寛解」、
「再発のない状態」であった（Hummel ら、2012）。一方、専門家の第 1 位は「う
つ病の寛解」であった。患者と専門家の間で、「抗うつ薬治療への反応性」（患
者：1 位、専門家：5 位）と「寛解」（患者：5 位、専門家：1 位）の重要性に関
して著しい違いがみられた（Hummel ら、2012）。すなわち、査定においては、
一人ひとりの患者にとっての「回復」や「改善」とは何かを考え、抑うつ症
状や不安症状といった症状面だけでなく、身体・職業・社会的機能面、薬の
副作用、回復速度や健康の持続など、多面的な査定が必要である［例：
ICHOM（International Consortium for Health Outcomes Measurement）］。近年で
は、ヘルスケアに関して世界標準で推奨される尺度セットがオンラインで公
開されている（表附-1）。

| 表附-1 | 世界標準で推奨されるヘルスケアに関する尺度のオンラインページ |

ICHOM (**International Consortium for Health Outcomes Measurement**)	https://www.ichom.org/
PROMIS (**Patient-Reported Outcomes Measurement Information System**)	https://commonfund.nih.gov/promis/index
健康を決める力 (**Health Literacy**)	https://www.healthliteracy.jp/

参考文献

阿部　望, 岸田広平, 石川信一. (2019). 子ども用強み注目尺度の作成と信頼性・妥当性の検討. パーソナリティ研究, 28(1), 42-53.

有光興記. (2014). セルフ・コンパッション尺度日本語版の作成と信頼性, 妥当性の検討. 『心理学研究』85, 50-59.

Connor, K. M., & Davidson, J. R. T. (2003). Development of a new resilience scale: the Connor-Davidson Resilience Scale (CD-RISC). *Depression and Anxiety*, 18, 76-82.

De Smet, M. M., Meganck, R., De Geest, R et al. (2020). What "Good Outcome" Means to Patients: Understanding Recovery and Improvement in Psychotherapy for Major Depression From a Mixed-Methods Perspective. *Journal of Counseling Psychology*, 67(1):25-39

Diener, E., Emmons, R., Larsen, J., & Griffin, S. (1985). The satisfaction with life scale. *Journal of Personality Assessment*, 49(1), 71-75.

Fredrickson, B. L. (2009). *Positivity: Groundbreaking Research Reveals How to Embrace the Hidden Strength of Positive Emotions, Overcome Negativity, and Thrive*. New York: Crown Publishing Group.

Gallagher, M. W., & Lopez, S. J. (Ed.). (2019). *Positive Psychological Assessment: A Handbook of Models and Measures*. 2nd Edition. American Psychological Association.

Govindji, R., & Linley, P. A. (2007). Strengths use, selfconcordance and well-being: Implications for strengths coaching and coaching psychologists. *International Coaching Psychology Review*, 2, 143-153.

Hummel, M.J.M., Volz, F., van Manen, J.G et al. (2012). Using the Analytic Hierarchy Process to Elicit Patient Preferences. *Patient-Patient-Centered-Outcome-Research*, 5, 225-237.

Law, H., Neil, S. T., Dunn, G et al. (2014). Psychometric properties of the Questionnaire about the Process of Recovery (QPR). *Schizophrenia Research*, 156, 2-3.

石村郁夫, 羽鳥健司, 浅野憲一, 他. (2014). 日本語版セルフ・コンパッション尺度の作成および信頼性と妥当性の検討. 東京成徳大学臨床心理学研究, 14, 141-153.

Ito, M., Nakajima, S., Shirai, A et al. (2009). Cross-cultural validity of the Connor-Davidson Scale; Data from Japanese population. Poster presented at 25th Annual Meeting, International Society of Traumatic Stress Studies, Atlanta, GA, November.

伊藤裕子, 相良順子, 池田政子, 他. (2003). 主観的幸福感尺度の作成と信頼性・妥当性の検討. 心理学研究, 74(3), 276-281.

D. V. ジェステ・B. W. パルマー (編), 大野　裕, 三村　將 (監訳), 日本ポジティブサイコロジー医学会 (監修). (2018). ポジティブ精神医学, 金剛出版.

Jones, S., Mulligan, L. D., Higginson, S et al. (2013). The bipolar recovery questionnaire: psychometric properties of a quantitative measure of recovery experiences in bipolar disorder. *Journal of Affective Disorders*, 147(1-3), 34-43.

角野善司.（1994）. 人生に対する満足尺度［the Satisfaction With Life Scale（SWLS）］日本版作成の試み. 日本教育心理学会総会発表論文集, 36, 192.

Lyubomirsky, S. & Lepper, H.S. (1999). A measure of subjective happiness: Preliminary reliability and construct validation. *Social Indicator Research*, 46, 137-155.

中坪太久郎, 平野真理, 綾城初穂, 他.（2021）. 幸福感尺度使用の現状と今後の展望. 淑徳大学研究紀要, 55, 141-158.

Neff, K. D. (2003). The development and validation of a scale to measure self-compassion. *Self and Identity*, 2, 223-225.

Neil, S. T., Kilbrideb, M., Pitt, L., Nothard, S et al. (2009). The questionnaire about the process of recovery (QPR): A measurement tool developed in collaboration with service users. *Psychosis* 1(2), 145-155.

Nishi, D., Uehara, R., Kondo, M et al. (2010). Reliability and validity of the Japanese version of the Resilience Scale and its short version. *BMC Res Notes*. 3, 310.

西田裕紀子.（2000）. 成人女性の多様なライフスタイルと心理的 well-being に関する研究. 教育心理学研究, 48, 433-443.

Peterson, C., & Seligman, M. E. (2004). *Character strengths and virtues: A Handbook and Classification*. UK: Oxford University Press.

President's New Freedom Commission on Mental Health. (2003). *Achieving the promise: transforming mental health care in America-Executive summary of final report (Rep. No. DMS-03-3831)*. Health and Human Services, Rockville.

Ryff, C. D. (1989). Happiness is everything, or is it?: Explorations on the meaning of psychological well-being. *Journal of Personality and Social Psychology*, 57, 1069-1081.

Ryff, C. D., & Keyes, C. L. (1995). The structure of psychological well-being revisited. *Journal of Personality and Social Psychology*, 69(4), 719-727.

Seligman, M. E. P., & Csikszentmihalyi, M. (2000). Positive psychology: An introduction. *American Psychologist*, 55, 5-14.

島井哲志, 大竹恵子, 宇津木成介, 他. (2004). 日本版主観的幸福感尺度（Subjective Happiness Scale：SHS）の信頼性と妥当性の検討. 日本公衆衛生雑誌, 51(10), 845-853.

高橋　誠, 森本哲介. (2015). 日本語版強み活用感尺度（SUS）作成と信頼性・妥当性の検討. 感情心理学研究, 22(2), 94-99.

Wagnild, G. M., & Young, H.M. (1993). Development and psychometric evaluation of the Resilience Scale. *Journal of Nursing Measurement*, 1(2), 165-178.

大石繁宏.（2009）. 幸せを科学する―心理学からわかったこと―. 新曜社.

Kitamura, T., Kishida, Y., Gatayama, R et al. (2003). Ryff's psychological well-being inventory: factorial structure and life history correlates among Japanese university students. *Psychological Reports*, 94; 83-103.

van Weeghel J., van Zelst C., Boertien D et al. (2019). Conceptualizations, assessments, and implications of personal recovery in mental illness: A scoping review of systematic reviews and meta-analyses. *Psychiatr Rehabil J*, 42(2): 169-181.

Stuart SR., Tansey L., Quayle E. (2017). What we talk about when we talk about recovery: a systematic review and best-fit framework synthesis of qualitative literature. *J Ment Health*, 26(3): 291-304.

B 査定する人をどう育てるか？

　本節では、臨床査定を行う人のトレーニングについて、臨床試験として実施された JUNP study（うつ病と不安症に対する統一プロトコルの有効性検証）を例に取り上げて紹介する。臨床試験には、治療担当者、コーディネーター、評価者、データマネージャー、効果安全性委員会といった様々な役割の人が関わっている（「第 1 章　エビデンスに基づく臨床査定の基本」参照）。中でも評価者は、臨床試験の有効性を検証する評価の実施を担うことから、評価面接の質を保つことが重要である。これまでの研究から、症状評価トレーニングには一定の効果があることが明らかにされている（Tabuse ら, 2007 等）。

　そこで本節では、JUNP study における評価者のトレーニングプログラムの内容と実践を紹介する。臨床査定のサイドストーリーと思って読み進めていただきたい。特に新規評価者のトレーニングに焦点を当てるが、臨床試験の運用全体を見渡すと、評価者の役割や活動は多岐にわたる。

1 臨床試験の臨床査定におけるトレーニングの位置づけ

　評価者が患者に評価面接を実施するに至るまでに、どのような準備が必要だろうか？　JUNP study では、全体会議での報告・検討、評価基準の共有・記録化、マテリアルの用意、評価者会議の実施、病院との連携、マスキングの工夫、新規評価者のトレーニングを行ってきた（宮前ら, 2018）。

2 トレーニング体制の整備

　トレーニングは、その体制を整備することから始まる。第一に、トレーニング提供者の確保が必要である。つまり、これから評価者になる人を育てる人である。JUNP study のプロトコル（Ito ら, 2016）では、トレーニング提供者を「JUNP 症状評価 30 症例以上の臨床心理士」としている。JUNP study の臨床試験は 1 症例につき 4 時点〔介入前（ベースライン）、中間、介入後、フォ

217

ローアップ〕で症状評価を行うタイムラインとなっていることから、延べ 120（30 症例 × 4 時点）の症状評価を経験することになる。トレーニング提供者を確保したら、トレーニングの目標設定とトレーニングプログラムの作成を行う。JUNP study では、「評価者として介入前評価を実施すること」を目標としている。具体的には、介入前評価において SCID（Structured Clinical Interview for DSM）（A～F モジュール）、GRID ハミルトンうつ病評価尺度（GRID-Hamilton Depression Rating Scale: GRID-HAMD）17 項目版、構造化ハミルトン不安評価尺度（Structured Interview Guide for the Hamilton Anxiety Rating Scale: SIGH-A）を用いることから（「第 1 章 エビデンスに基づく臨床査定の基本」参照）、これらの尺度を用いて症状評価を実践できるようになることが目標となる。

3 標準プログラムの作成

　トレーニングの目標を設定したら、次に、目標を達成するために必要なトレーニングプログラムを作成する。図附-1 に示すように、JUNP study の標準プログラムは基礎研修（20 時間）および実践訓練（80 時間）から構成されている。これらの内容と時間数は、評価者が独り立ちするまでのトレーニング実績に基づくミニマムの値である。

4 トレーニングの実際

　トレーニングの目標は介入前評価の実施である。すなわち、1 回 90 分の評価面接を 2 回（1 回目は概観聴取と SCID、2 回目は GRID-HAMD と SIGH-A）実施する枠組みである。プログラムの内容を具体的にみていこう（図附-2）。

　基礎研修では、はじめに精神症状に関する基礎知識と、JUNP study の包含基準および除外基準について学ぶ。さらに、症状評価面接のスキルの習得を目指す。一般的な心理面接で求められる基本的な姿勢に加え、評価面接に求められるスキルや評価法を学んでいく。

　一方、実践訓練ではロールプレイやケースの陪席、録音による評定を通して、評価法を実践的に習得する。陪席者をつけて部分的に症状評価を実施し、最終的には単独で評価面接を行えるようになることを目指す。

基礎研修 （20時間）

実践訓練 （80時間）

症状に関する知識	評価面接スキル
▪ 精神科診断	▪ 基本的な面接スキル
▪ うつ・不安症状	▪ 評価面接の実施法
▪ 困り事の全体の把握	▪ 評価ツールの熟知

+

症状理解	評価面接
▪ 主診断の同定	▪ 規定の枠組みで
▪ うつ・不安の重症度	▪ 評価面接実施
▪ 診断横断的な症状理解	▪ 所見の作成

→

部分的な評価面接の実施

↓

単独での評価面接の実施

実際の評価面接を通じてスキルを磨く

図附-1 JUNP study における評価者の標準プログラムの構成

(山口ら, 2018)

	概観	SCID	GRID-HAMD,SIGH-A
基礎研修	DSM 各診断項目の熟読、講義	講義	各モジュールの熟読、講義	各項目の熟読、概要の講義
実践訓練	ケースブックを用いた演習	模擬患者にロールプレイ	面接データで評定練習、実際の患者に対する評価面接の陪席	模擬患者への評定面接、模擬患者の評価面接の陪席
	各疾患の典型的な臨床像のイメージをもつ		臨床像と評価結果を関連付けて理解する

図附-2 JUNP study におけるトレーニングプログラムの内容

DSM：精神疾患の診断・統計マニュアル，SCID：Structured Clinical Interview for DSM，GRID-HAMD：ハミルトンうつ病評価尺度，SIGH-A：構造化ハミルトン不安評価尺度。

(山口ら, 2018)

　なお、標準プログラムの内容やトレーニング期間は、トレーニングの受け手の経験や状況に合わせて調整する。たとえばある心理士は、トレーニング開始時、臨床心理学分野で研究・臨床に数年取り組んできていた。臨床試験の症状評価に初めて携わり、トレーニング期間は1日6時間を週1回のペースで進めていき、最終的に評価者として独り立ちしたのは4か月後であった。一方、別の心理士は、トレーニング開始時、臨床心理学を専攻する大学院生であった。臨床現場に参入することも臨床試験で症状評価に携わることも初めてであった。そこでトレーニングプログラムでは基礎研修の比重を増やし、1日6時間を週2回のペースで5か月間行った。

5　まとめ

　臨床査定を行う評価者のトレーニングについて、JUNP study を例に紹介した。本プログラムは基礎研修と実践訓練を組み合わせたプログラムであり、その比重はトレーニングの受け手の臨床経験によって柔軟に調整する必要がある。また、臨床試験の発展には、トレーニング体制やトレーニングプログラムについてオープンに議論していくことが欠かせない。さらに、トレーニングの効果や評定者間信頼性について客観的指標を用いて検証していくことが求められる。

参考文献

Ito, M., Horikoshi, M., Kato, N et al. (2016). Transdiagnostic and Transcultural: Pilot Study of Unified Protocol for Depressive and Anxiety Disorders in Japan. *Behav Ther*, 47, 416-430.

Tabuse, H., Kalali, A., Azuma, H et al. (2007). The new GRID Hamilton Rating Scale for Depression demonstrates excellent inter-rater reliability for inexperienced and experienced raters before and after training. *Psychiatry Res,* 153, 61-67.

宮前光宏, 山口慶子, 大江悠樹, 他. (2018). 臨床試験における独立評価班の運用：うつ病と不安症への統一プロトコルのランダム化比較試験での実践. 第18回日本認知療法・認知行動療法学会プログラム・抄録集, 214.

山口慶子, 大江悠樹, 宮前光宏, 他. (2018). 臨床試験における独立評価者の訓練プログラムとその事例：うつ病と不安症への統一プロトコルのランダム化比較試験での実践. 第18回日本認知療法・認知行動療法学会プログラム・抄録集, 214.

査定の心得：語尾まで意識する

> トレーニング中の評価者が模擬患者に対して、初めて GRID-HAMD を用いてロールプレイを実施しています。

評価者：では次の質問ですけど、この1週間、ことさらに自分を責めてしまったり、他の人に迷惑をかけてしまったりという……

患者：迷惑をかけてしまったりしたことがあったかどうか、ということでしょうか？

評価者：ええ。

患者：はい、あります。

評価者：具体的に……

患者：具体例をあげればいいですか？

評価者：どんなことを考えたり……

患者：そうですね、家事ができないときもあるので、家族に申し訳ないなと思います。

評価者：そういう感じなのですね。では次に、今ではなくて、かつて自分がしたこととか、自分がしなかったことについて自分を責めて考えたりっていうことは……あったり……

患者：あったかどうか、ということでしょうか？

評価者：そうですね、あったり……

患者：それもありましたね。

評価者：どのようなことについて……なのでしょう。

患者：どんなことがあったかについてお答えすればよいでしょうか？

評価者：そうですね、どんなふうに自分を責める……

　上記のやりとりでは、評価者は最後まで質問をはっきり言わず、途中で言葉が消え入るように質問している。このような場合、患者/クライエントは聞

かれている内容を大まかには理解できるかもしれない。しかし、語尾まで
はっきり聞きとれないと、聞かれている内容に確信がもてず、質問に対する
質問が増える可能性がある。したがって、話をするときには最後までしっか
り言い切ることを意識するだけでも、自信をもった専門家であるという雰囲
気を出すことができるだろう。反対に、語尾が消えがちであると、不安そう
だったり自信がないように聞こえたりするため、評価者は意識して最後まで
はっきり話すことが大切である。日頃から自分の話し方や評価の練習場面を
録音・録画して観察したり、ロールプレイをしてフィードバックをもらった
りするとよいだろう。

C 身体疾患が隠れている例

　心理士として医師のもとで活動していると、身体的な問題の検討は医師任せとなり、ともすれば患者/クライエントの問題の原因を何でも心理的なものに帰結させようとしてしまうことはないだろうか？

　患者/クライエントの訴えが、心理的な問題を契機に引き起こされ、一見、精神疾患であるかのようにみえたとしても、その原因が本当に心理的なものなのか、心理的な要因が関連しているとしても本当にそれだけが原因なのか、常に考慮する必要があると考えられる。

　従来、精神科では、疾患を外因性、内因性、心因性と分類してきた。現在では、「精神疾患の診断・統計マニュアル（Diagnostic and Statistical Manual of Mental Disorders: DSM）」や国際疾病分類（International Classification of Diseases: ICD）に代表される操作的診断基準が多く用いられているが、現場では今でもこうした伝統的な考え方が活用されている。外因性は、脳腫瘍や脳炎など脳に直接問題が生じた場合や、様々な全身性疾患によって精神症状が引き起こされた場合を指す。つまり、身体的な問題によって精神症状が引き起こされている状態である。外因性の問題に対していくら心理療法やカウンセリングを行ったとしても、それはある意味で徒労となることや、本来の問題に対するより有効な治療の遅れという害となってしまうことすらあるだろう。また、身体的な問題が原因とまではいかなくとも、身体的な問題によって精神的な問題がより悪化することもある。このような場合にも、心理面への介入だけでは片手落ちだろう。さらには、アルコールや薬物といった物質によって引き起こされる精神症状も存在する。こうした問題を鑑別にあげられるようにしておくことも重要である。

　たとえば、架空の症例として、気分の落ち込みを主訴として来院した40代の男性患者について考えてみよう。ある頃から仕事に集中できなくなり、業務がうまく進まないことに自責感を抱くようになった。気分は落ち込み、朝起きると身体がだるく、出勤するのも億劫になり、現在では休職している。食欲低下はなく、体重は増えている。倦怠感から日中のほとんどをベッドで

寝て過ごしていることが影響しているのかもしれない。複数の抗うつ薬による治療を受け、様々な心理検査やカウンセリングも受けてみたものの改善せず、1年近くが経過した。主治医から精査を勧められ、当施設に紹介されてきた。落ち込みのきっかけとなる出来事について尋ねると、ちょうどその頃、就職して何度目かの部署異動があり、新しい環境に慣れるのに苦労していたという。

　情報不足ではあるが、このエピソードだけ聞くと、差し当たって「環境変化によるストレスをきっかけとした気分の落ち込み」というストーリーを組み立てたくなるだろう。もちろん、そのようなストレス因が主な原因となっている可能性もある。その一方で、「それまでの長い人生を大きな問題なく過ごし、仕事もこなしてきた男性が、仕事上の環境変化でこれほどまで調子を崩すものだろうか？」という疑問が残る。

　この患者に対しては、治療困難なうつ状態に対する精査として、身体面を含めた様々な検査を行うことになった。多くの検査の中から、今回は終夜睡眠ポリソムノグラフィー（polysomnography: PSG）検査の結果が注目された。睡眠中に多数の無呼吸状態が検出され、睡眠時無呼吸症候群（sleep apnea syndrome: SAS）が明らかになったのである。その他の検査結果も合わせて検討すると、起床時の倦怠感は SAS により引き起こされている可能性が高いようであった。

　その後、SAS に対して「持続陽圧呼吸（continuous positive airway pressure: CPAP）装置」と呼ばれる機器を用いて睡眠時の呼吸をサポートする治療を行ったところ、起床時の倦怠感は改善し、それに伴って気分も徐々に改善し、時短勤務から少しずつ取り組むことができるようになってきている。

　このケースを振り返ってみると、この患者の食欲はむしろ増大しており、過眠傾向があることは典型的なうつの傾向とは違っていた。これらの症状は非定型うつの症状として捉えることもできるが、次のような可能性はどうだろうか？　もともとストレスを食事で発散する傾向があり、今回も部署異動のストレスから食事量が増えていた。これまではそれで乗り切ることができていたが、40代となって基礎代謝が低下しており、運動不足も相まって体重が増加し、肥満が進んでしまった。肥満は SAS の危険因子でもある。こうして発症した SAS は夜間睡眠の質を低下させ、昼間の眠気や倦怠感、集中困難を引き起こした。倦怠感や集中困難から仕事がうまく進まない感覚があり、

よりストレスを強く感じるようになり、さらに食事や飲酒で発散しようとすることが増え、ますます肥満が進み、それによってSASが悪化していくという悪循環である。

　このほか、抑うつ症状に限らず、不安症状や認知機能低下、幻覚・妄想といった精神病性の症状などを引き起こす、あるいは悪化させる身体疾患は数多く存在する。また、身体疾患の治療のために用いられた薬剤が精神症状を引き起こすこともある。さらに、アルコールや薬物など精神に作用する物質も存在する。職種の専門性に関わらず、精神症状を伴う身体的な問題や物質に関する知識を常にアップデートし、身体的な問題の兆候にも敏感でいられるようにしたい。

　詳しくは、以下にあげる書籍なども参考にしていただきたい。

📖 参考書

Morrison J. (2014). Diagnosis Made Easier. 2nd ed. Guilford Press. 高橋祥友（監訳），高橋　晶，袖山紀子（訳）．(2016).モリソン先生の精神科診断講座．医学書院．

Morrison J. (2015). When Psychological Problems Mask Medical Disorders: A Guide for psychotherapists. 2nd ed. Guilford Press. 松﨑朝樹（監訳），宋　龍平（訳）．(2021)．精神症状に潜む身体疾患 66 モリソン先生のルールアウト．メディカルサイエンスインターナショナル．

D オンライン査定

　心理療法の現場でデジタル技術が活用されるようになってきた。「オンライン診療」、「オンラインカウンセリング」、「電話相談」といった言葉を一度は見聞きしたことがあるだろう。米国心理学会（American Psychological Association: APA）では、サービスの受給者と提供者が物理的に離れた場所にいる状況で、情報技術を介したコミュニケーションによって提供される心理支援サービス全般を「遠隔心理支援」と定義している（APA, 2013）。遠隔で心理支援サービスを提供する手段は様々であり、スマートフォンやタブレットなどのデジタル機器にインストールして実施することができるアプリ、音声によるやりとりを主とする電話や音声コール、文字情報のやりとりを主とする電子メールやテキストメッセージ（チャット等を含む）、音声と映像の双方を含むやりとりが可能なビデオカンファレンスなどのビデオ通話、ウェブベースドなもの（心理教育や治療プログラムが掲載されたウェブページ等）に大別される（竹林, 2021）。オンラインの場合、対面での実施と同様に機能することもあれば、オンラインならではの対応が必要になってくることもある。

　本節では、オンラインで心理支援を実施する際の心得について、特にオンライン査定で起こりやすい問題と工夫について取り上げる。オンラインとして想定するのは、電話とテレビ会議システムの2種類である。

1 オンライン面接実施の概略

　ここでは、国立精神・神経医療研究センター認知行動療法センターで整備されたオンライン面接実施手順（2020）を参考として、オンライン面接実施に必要となる事項について紹介する。

オンライン実施に必要な設備

　オンライン面接に使用できる部屋およびパソコン（PC）を用意する。PCは、

原則として、オンライン面接実施用に設置された PC およびマイク付きヘッドフォンを使用する。最新版 OS（Windows や Mac）のセキュリティがアップデートされているか、最新版のソフトウェアがインストールされているか、セキュリティソフトが更新されているか、マイクやイヤフォンが正常に作動するかを確認する。

セキュリティへの配慮

　情報漏洩や不正アクセスなどに対するセキュリティ対策は、厚生労働省（2018）のガイドラインや、所属機関の情報セキュリティ規程に則り、細心の注意を払って実施する。事前に以下の事項を確認する。

- ・使用する PC にはセキュリティ対策ソフトを入れる。
- ・ソフトウェアは最新版をインストールする。
- ・患者/クライエント側のデバイスでも同様の措置がとられているか確認する。

オンライン実施の手順

　オンライン実施の要件を確認し、同意を取得する。そのうえで、患者/クライエント側のデジタル機器の設定などを支援し、事前に必要事項を連絡し、当日を迎える。その手順を以下に示す。

1) オンライン実施の要件と同意

　オンラインセッションを安心・安全に実施するために、次の要件を満たすか確認する。

- ・患者/クライエントがオンライン実施を求めている。
- ・主治医の許可が得られている。
- ・対面での緊急対応が必要となる急病急変（例：予定外の診察）の履歴がない。
- ・オンライン実施に要するデジタル機器の準備や通信にかかる費用を患者/クライエント本人が負担することに同意している。
- ・使用するデジタル機器に関して、患者/クライエント自身の責任で必要なアプリのインストールやセキュリティ対策を実施することに同意してい

る。
- 急病急変により緊急の対応が必要になったときのための安全計画（例：少なくとも一人の緊急連絡先、主治医および最寄りの救急医療機関の連絡先の共有）を事前に作成することに同意している。
- 急病急変により緊急対応が必要になったときに、必要性が認められれば、スタッフから緊急連絡先や医療機関への情報提供を行うことにあらかじめ同意している。
- 気が散ることのない静かでプライベートな空間を用意できる。
- 主治医との診察を勧めた場合に、それに応じることにあらかじめ同意している。
- オンラインセッションを継続することが適切ではないと判断される場合、オンラインセッションが中断となる場合があることにあらかじめ同意している。

一方、オンラインセッションが推奨されない場合は次の通りである。
- 同居家族からオンラインカウンセリングの支援（例：緊急時対応、セッション用のデジタル機器やプライベート空間の確保）を得られない。
- PCやタブレットをもっておらず、スマートフォンでしか接続できない。
- 安定したインターネット環境が整備されていない。
- インターネット接続方法がフリーの公共Wi-Fiへの接続に限られる。

2）本人のデジタル機器の設定などの支援

　PCなどのデジタル機器に慣れていない人の場合は、身近な人（家族、知人等）に教えてもらえるか確認する。オンラインでの実施ははじめのうちは戸惑いを感じる場合があることを伝えるなど、オンラインでの実施に対する不安や抵抗感について話し合う。可能であれば、ノートPCやタブレットを持参して、来院時にあらかじめメール受信やオンラインシステムのログイン方法などについて確認しておく。家族との共用機器、家族との共用のメールアドレスやアカウントの場合には、本人のプライバシーが守られるかを確認する。

　このように、導入時に患者/クライエントにとってどのような点がその障壁となっているかをアセスメントし、周囲からの技術的支援を得る、患者/クライエントの不安低減を目的としたコミュニケーションを中心的に行うなど、障壁に合わせた介入方法や代替手段を提供する必要がある（大井ら、

2021）。

3）事前連絡

　セッションの実施日時について相談する。対面での実施と同様に、あらかじめ日時を決めて行う。自宅の、気が散ることのない静かでプライベートな空間を確保してもらう。対応が必要となる万一の場合に備え、平日の午前中に実施することが推奨される。可能であれば、同居人など（緊急対応が可能と判断される人で、心理面接をしていることを知っている人）に別室で待機してもらい、緊急対応のサポートができるようにしてもらう。そして、事前に確認したメールアドレスに連絡し、ミーティングID、パスワードを送信する。

4）当日

　予約時刻になったら、スタッフ側からオンラインセッションを開始し、以下を確認する。

- ・上半身が適切に映るようにしてもらい、本人確認を行う。
- ・スタッフは職員カードを提示する。
- ・患者/クライエントは上半身が表示された状態で、フルネームを伝える。
- ・オンライン実施の適切性を確認する。精神状態（危機介入が必要でないか？）、実施環境（プライバシーが確保されており、集中しやすいか？）、通信状況（遅延などがなく、声がしっかり聞こえるか？）、緊急対応（隣室もしくは同住居内に、緊急対応できる家族などがいるか？）。

２　オンライン査定において起こりやすい問題と工夫

　直接会えば手に入る情報が、オンラインでは確認できないことがある。対面であれば、非常に近く/離れて座る（距離感）、視線が合う/合わない、病院の待合で座っているか/立っているか、周りを過剰に警戒して部屋の隅に立っている、などが詳細に観察できる。一方、オンラインでは、これらの情報は画面越しに限定される。また、オンライン査定で精神焦燥を観察評価するのは対面よりもむずかしい。

　テレビ会議システムを使用するのであれば、顔だけでなく上半身を映してもらうとよい（Grondinら、2019）。電話の場合、相手の様子がみえないので、沈黙が生じたときに、考えているのか、こちらの反応を待っているのか、間の取り方や判断がむずかしく感じることもあるだろう。そこで、相槌を多く

打つなどの工夫が必要となることもある。テレビ会議システムでセルフ
ビューが気になる人は、設定を変更し、自分の画像が表示されないようにし
てもよい。

3 まとめ

　本節では、オンラインで心理支援を実施するときの留意事項と、オンライ
ン査定で起こりやすい問題と工夫について取り上げた。オンライン心理支援
を社会実装していくことは重要である一方で、すべてのセラピスト、クライ
エントが適用できるわけではない。それぞれの患者/クライエントにとって
導入しやすい方法を検討したり、ニーズや実現可能性を踏まえたうえで、オ
ンライン心理支援の可能性を探ることが求められる（大井ら、2021）。

　なお、本節に記載した内容は最低限の事項であり、関心のある読者は類書
も参考にされたい。

参考文献

American Psychological Association. (2013). Telepsychology.

https://www.apa.org/members/your-growth/practice-management/telepsychology/index　（最終閲覧日：2023 年
2 月 9 日）

Grondin, F., Lomanowska, A. M., & Jackson, P. L. (2019). Empathy in Computer-Mediated Interactions: A
Conceptual Framework for Research and Clinical Practice. Clinical Psychology: *Science and Practice*.
e12298.

国立精神・神経医療研究センター認知行動療法センター.（2020）. CBT センターにおけるオンライン
CBT（研究枠）の実施手順 _20200814.（未刊行）.

厚生労働省.（2018）. オンライン診療の適切な実施に関する方針. 平成 30 年 3 月（令和 4 年 1 月一部改
訂）.

https://www.mhlw.go.jp/content/000889114.pdf　（最終閲覧日：2023 年 2 月 9 日）

大井　瞳, 中島　俊, 宮崎友里, 他.（2021）. 持続可能な開発目標（Sustainable Development Goals: SDGs）
としての遠隔認知行動療法の役割と限界. 認知行動療法研究, 47（2）, 119-126.

竹林由武.（2021）. 第 12 章 遠隔心理支援とは. 前田正治, 桃井真帆, 竹林由武（編）. 遠隔心理支援スキ
ルガイド─どこへでもつながる援助. 誠信書房, 73-77.

あとがき

　本書は、心理療法の臨床試験における査定を実施していく中で得た考え方やノウハウ、経験知を共有するとともに、臨床現場における査定に還元できればと思い、執筆したものである。これまで筆者らは、不安とうつを対象とした診断を超えた治療のための統一プロトコルの臨床試験（JUNP study；Ito et al., 2022）や、心的外傷後ストレス障害（PTSD）を対象とした認知処理療法の臨床試験（SPINET study；Ito et al., 2017）に、おおよそ 10 年にわたり取り組んできた。堀越 勝氏・伊藤正哉氏は主任研究者として、このあとがきを執筆している山口・大江・宮前は査定担当者として、これらの臨床試験に携わってきており、その実践・研究・訓練が、本書の土台となっている。

　心理療法の臨床試験における査定というのは、非常に "ニッチ" な領域で、おそらく本書を手に取ってくださった方の多くは経験したことがないのではないだろうか。山口・大江・宮前も、試行錯誤をしながら、複数の臨床試験において査定実践を積み重ねてきた。当初はやはり、"研究" という文脈の中で査定を行うということと、実臨床において査定を行うことの間には、なんとなく "隔たり" を感じていた記憶がある。実際、本書の中でも言及があるように、臨床試験には査定においても厳格に定められた基準・手順・スケジュールがあり、それらを遵守する必要がある一方で、実臨床においてはそのような制約はない（もちろん、実臨床には実臨床なりの制約がある）。
　しかし、臨床試験における査定の経験を積み重ねていく中で、その "隔たり" が実臨床をより良くするためのヒントでもあることに気がついた。たとえば、上述の JUNP study や SPINET study では、研究参加時に必ず、精神科診断を検討する半構造化面接（SCID や M.I.N.I.）を実施し、適格基準に照らして精査をした上で、研究参加（治療）を開始していた。これは、研究の御作法として必須であるということもあるが、なぜ必須かという

と、有効性が想定されない疾患をもつ患者/クライエントが研究に参加してしまうことで生じうる患者/クライエントの不利益(e.g., 有効でない治療を受けることによる時間的・経済的負担や苦痛)を防ぐためである。一方で、現在の臨床現場においてSCIDやM.I.N.I.といった半構造化面接をルーティンとして実施している機関はあまり多くないであろう。実施のルーティン化にはいくつかの障壁があるため(e.g., 時間・人材の確保、訓練コストなど)、実際に導入できるかどうかは難しい問題ではあるが、こうした臨床試験での査定の考え方が実臨床を見直す良い機会にはなるのではないだろうか。また、比較的すぐに導入可能なヒントもある。臨床試験では、介入期間の症状の変化をモニタリングするために、10〜15分程度で実施できる自己記入式尺度を毎週実施していたが、これであれば、明日からでも実臨床に活かすことができる工夫であるように思う。

こうした実臨床にも通じるヒントは、査定班の中で共有され、各々の臨床実践に活かすのみだったが、臨床現場における査定への還元に向かって大きく動き出したのが2018年であった。専門家を対象とした臨床査定研修を初めて行うことになり、筆者らが臨床試験で培ってきた査定の考え方や進め方、ノウハウを系統的に整理し、査定班以外の方々へ伝えていくこととなった。そして、その後も研修を重ねて数年経った頃、堀越氏からそれらのヒントを本にまとめてみないかとお声かけいただいたのをきっかけとして、私たちの経験が少しでも臨床家の方々、そしてその先におられる患者/クライエントの役に立てればと考え、本書を企画するに至った。また、臨床現場における疑問が研究テーマ(Research Question)として昇華されることがあるように、臨床試験における実践が臨床をより良いものに変えていくきっかけとなっても良いのではないか、また、研究と臨床を対立軸もしくは交わらないものとして考えるのではなく、相互に行き来し合うものとして位置づけられたらきっとより素晴らしいのではないかという思いも、本書の企画を進めていく原動力となった。

本書の刊行にあたっては、多くの方々からご支援をいただいた。特に、

本書の出発点となった臨床試験にご参加いただき、私たちの査定を受けてくださった患者/クライエントの皆さまに深く感謝したい。患者/クライエントの皆さまとの査定のやりとり一つひとつが本書のアイディアとなっている。この本を読んだ臨床家の方々に本書のエッセンスを活用していただくことで、患者/クライエントの皆さまの利益として還元されることを強く願う。また、これまでご指導、ご協力をいただいたすべての先生方、皆様に心より感謝の気持ちを申し上げる。

　最後に、私たちの企画にご賛同いただき、なかなか筆が進まなかった時期にも根気強く編集の労を取っていただいた診断と治療社の相浦健一氏、横手寛昭氏、表紙デザインを担当していただいたジェイアイプラスの岐部友祐氏、イラストデザインを担当していただいたフェニックスの松永えりか氏に厚くお礼を申し上げる。

2023 年 10 月吉日

執筆者を代表して

山口慶子　大江悠樹　宮前光宏

索　引

エビデンスに基づく　臨床査定メソッド

質の高い心理支援の基礎と実践

ISBN978-4-7878-2542-1

2023 年 12 月 15 日　初版第 1 刷発行

著　　者	山口慶子、大江悠樹、宮前光宏、伊藤正哉、堀越　勝
発 行 者	藤実正太
発 行 所	株式会社　診断と治療社

〒 100-0014　東京都千代田区永田町 2-14-2　山王グランドビル 4 階

TEL：03-3580-2750（編集）

　　　　03-3580-2770（営業）

FAX：03-3580-2776

E-mail：hen@shindan.co.jp（編集）

　　　　eigyobu@shindan.co.jp（営業）

URL：http://www.shindan.co.jp/

印刷・製本　　広研印刷 株式会社